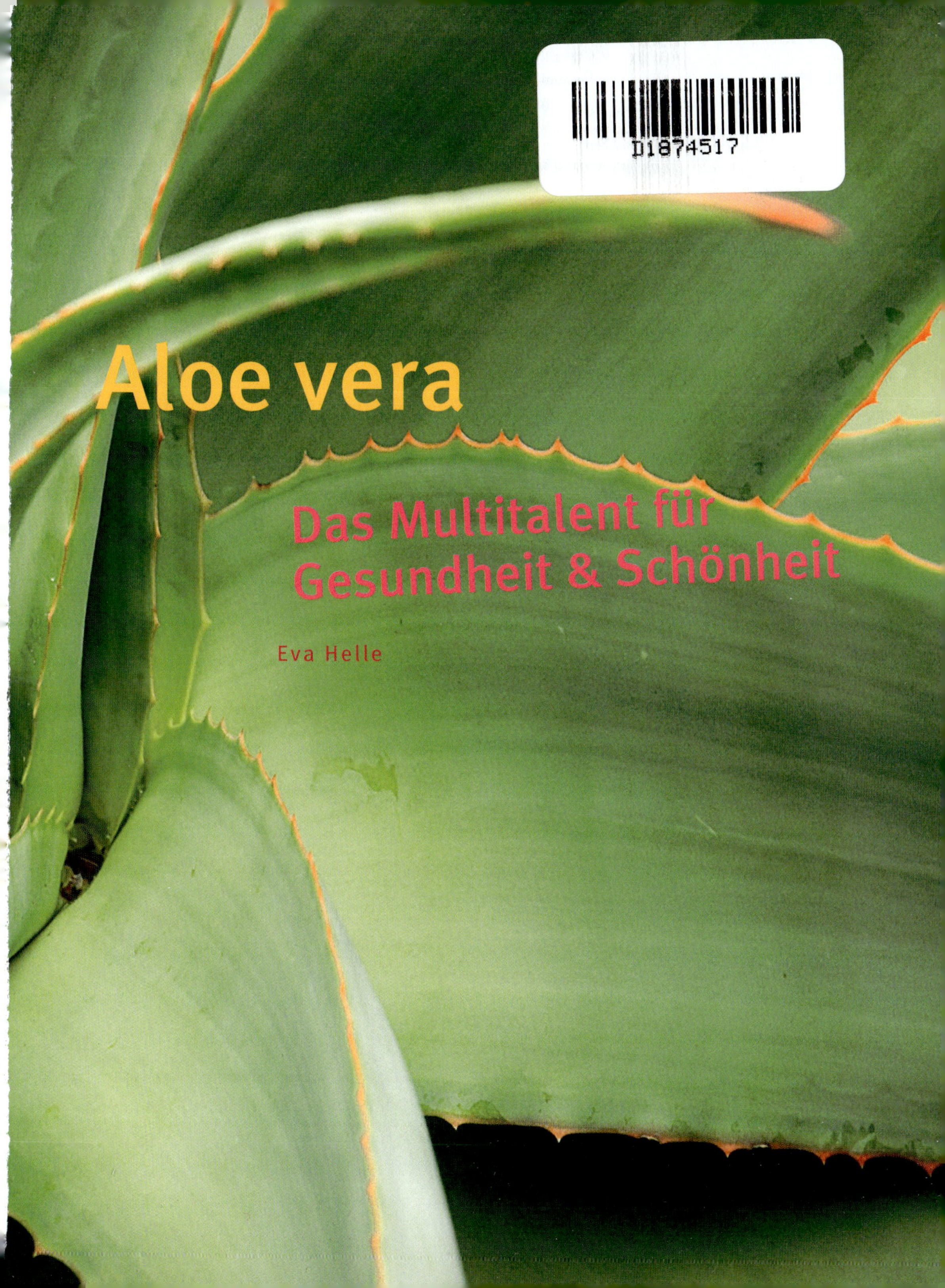

Aloe vera

Das Multitalent für Gesundheit & Schönheit

Eva Helle

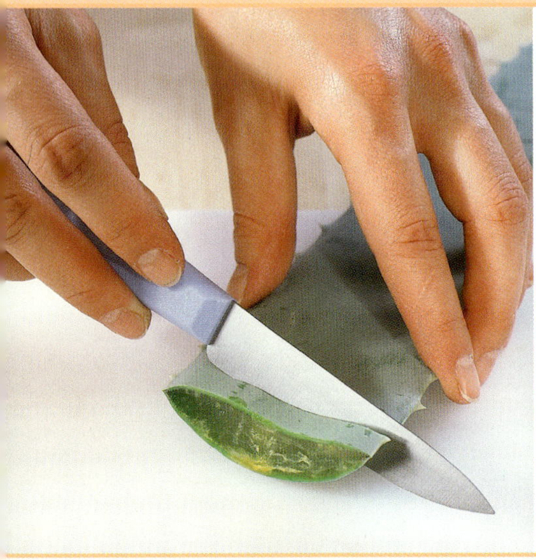
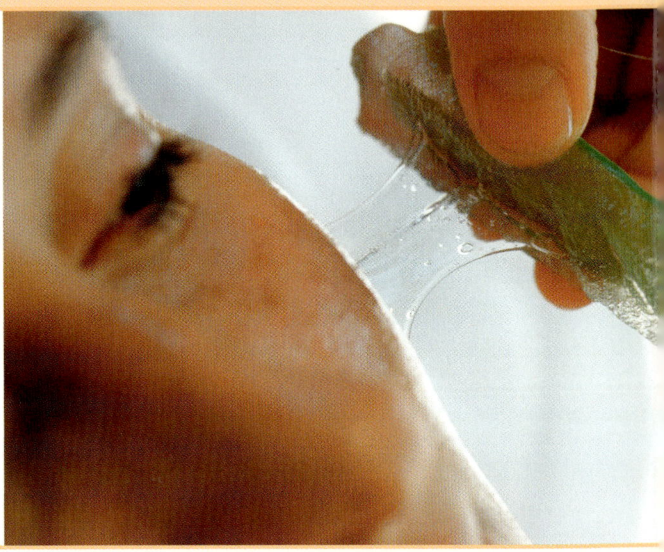

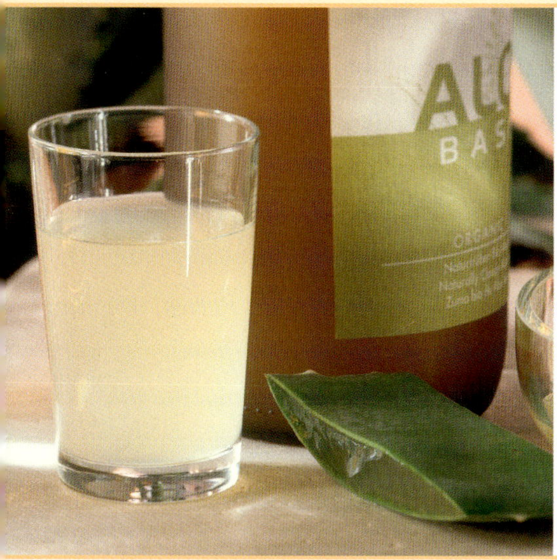

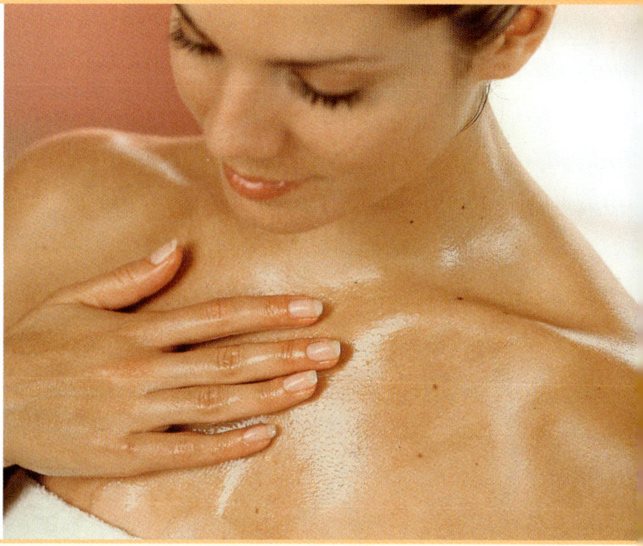

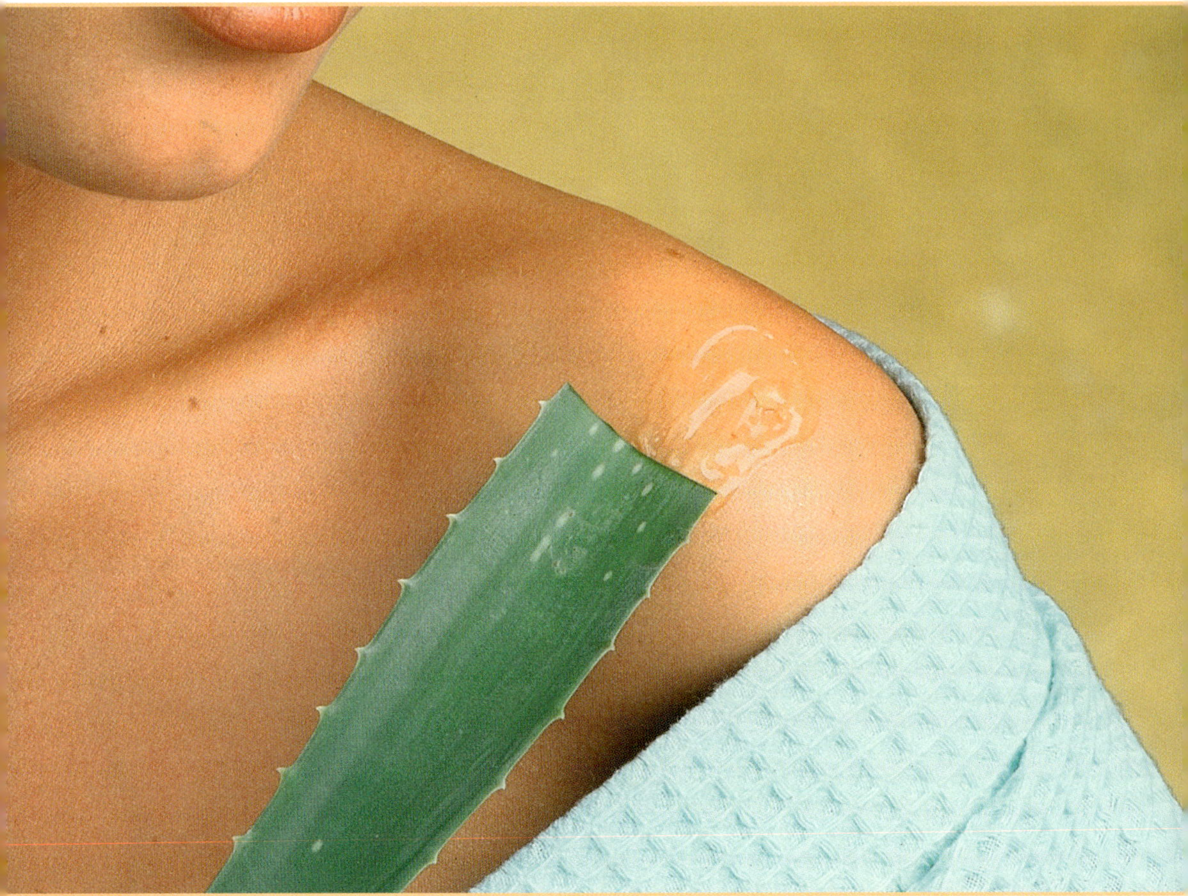

DIE AUTORIN

Eva Helle arbeitet seit acht Jahren als Heilpraktikerin in eigener Praxis in München. Als Diagnoseverfahren setzt sie die Irisdiagnostik und die Bioenergetische Blutdiagnose in Verbindung mit einer ausführlichen Anamnese ein. Neben unterschiedlichen Körpertherapien wendet Eva Helle in erster Linie die Pflanzenheilkunde und Homöopathie an und bringt Enzyme, Vitamine und Mineralstoffe zum Einsatz. Dabei vertraut sie bevorzugt auf die Aloe vera, weil diese Pflanze alle genannten Heilweisen in sich vereint.

Ein Wort zuvor

Fast jeder, den ich auf Aloe vera anspreche, hat schon einmal von dieser Pflanze gehört. »Da war doch neulich diese Sendung im Fernsehen«, erinnert sich eine Freundin. »Unsere Nachbarin schwört drauf. Sie trinkt täglich Aloe-Saft, um ihr Immunsystem zu stärken«, berichtet mir eine Patientin. »Meine Großmutter pflegte eine Aloe-Pflanze auf ihrem Fensterbrett und hat uns Kindern bei Verletzungen mit dem Gel eines Blattes betupft«, erzählt ein Bekannter.
Wenn Sie in einer Internet-Suchmaschine das Stichwort »Aloe vera« eingeben, erhalten Sie mehr als 153 000 Einträge. Das Spektrum ist weit gestreut: Da werben Versandfirmen mit Aloe-vera-Produkten unterschiedlichster Art – von »Vitalgetränken« über Gesichtscremes bis zu Körper- und Massagelotionen – und beschreiben die beeindruckende, oft wundersam anmutende Wirkung der Aloe-Präparate, die sie verkaufen. Wellness-Hotels versprechen Heilung durch die Aloe bei chronischen Hautkrankheiten.
Auf der anderen Seite warnen ärztliche Infodienste vor Aloe als Nahrungsergänzungsmittel. Und Verbraucherberatungen weisen auf die meist fehlende qualifizierte Ausbildung von Verkäufern für Aloe-Produkte hin. Wissenschaftliche Bibliotheken wiederum nennen Hunderte (meist englischsprachiger) Titel über Untersuchungen rund um die Aloe und ihre Wirkstoffe. Und Hobbygärtner tauschen praktische Tipps zur Pflege der Aloe-Pflanze aus. Sie werden schnell sehen: Die Diskussionsforen über Einsatz und Wirksamkeit der Aloe vera spalten sich in zwei Lager: Die einen schwören darauf, bei den anderen steht die Pflanze regelrecht in Verruf, weshalb sie vor unsachgemäßem Gebrauch warnen.
Was ist also dran an der Aloe und ihrer gegenwärtigen Popularität? Genauer gesagt: Was ist in ihr drin, das ihr die Aura einer Wunderpflanze verleiht? Hält sie, was die Verkäufer versprechen? Bei welchen Symptomen kann sie helfen? Worin unterscheiden sich die verschiedenen Produkte? Worauf sollten Sie beim Kauf achten? Können Sie Aloe-Säfte und -Cremes auch selbst herstellen? Wenn Sie erfahren möchten, was Sie schon immer über Aloe vera wissen wollten, dann lesen Sie einfach weiter. So viel kann ich Ihnen verraten: Es wird spannend.

Eva Helle

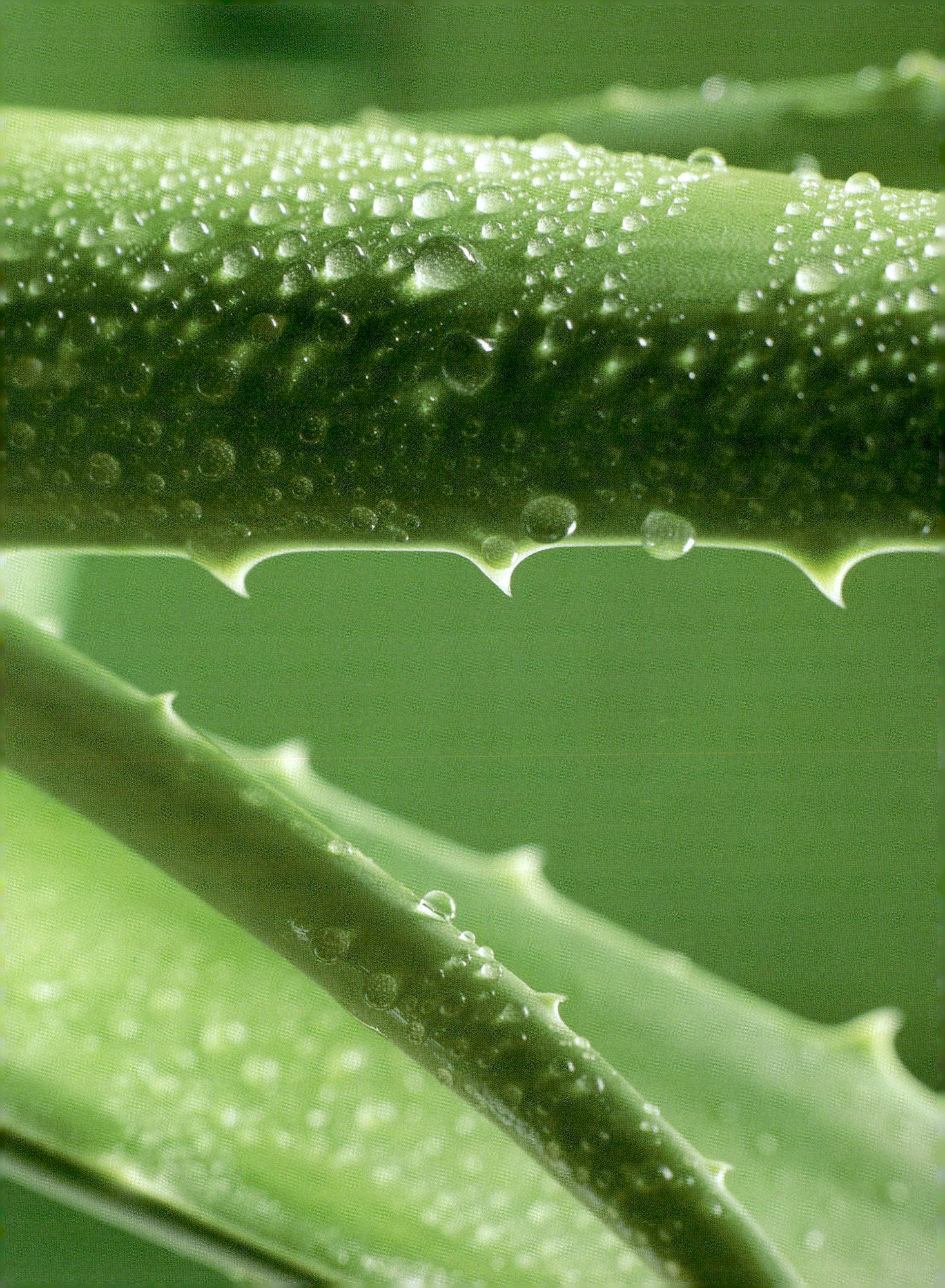

Das Geheimnis der Aloe vera

Die Aloe vera ist eine der ältesten Heilpflanzen, die wir kennen. Sie dient nicht nur der Schönheitspflege und dem Wohlbefinden, sondern vermag auch Schmerzen und Krankheiten auf schonende Weise zu lindern. Heute besinnen sich immer mehr Menschen auf die natürliche Kraft der Aloe vera und sehen in ihr eine sinnvolle Ergänzung zur modernen Schulmedizin, um sich vital, fit und gesund zu halten.

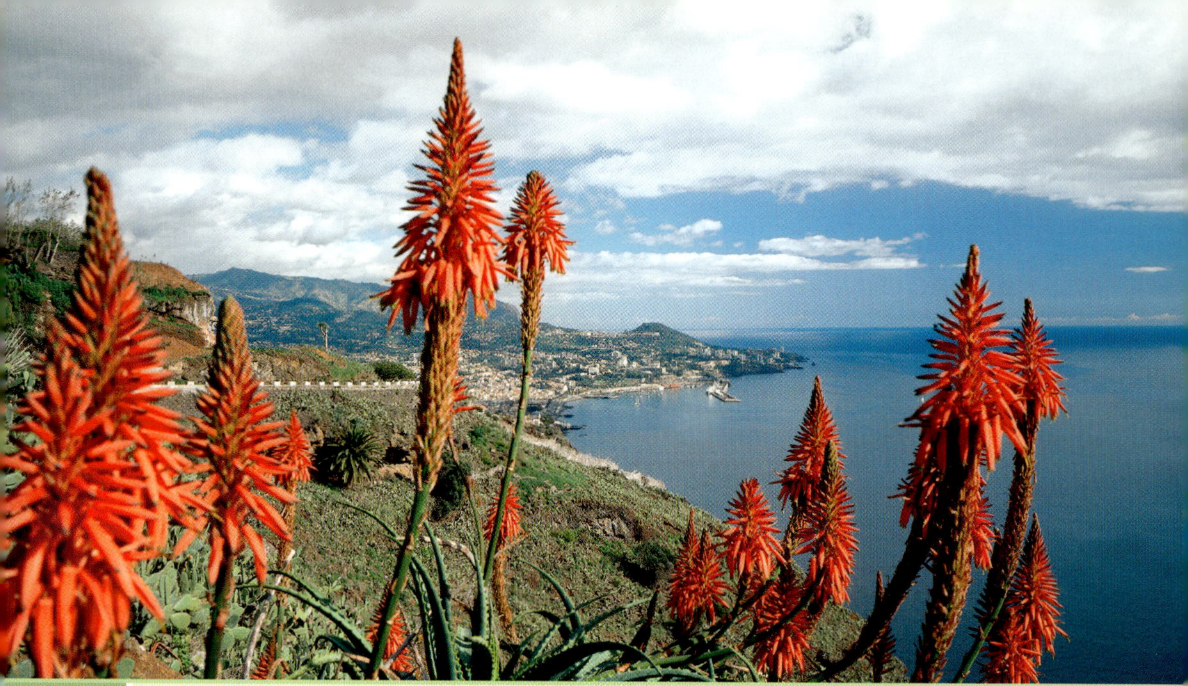

Die Geschichte einer Heilpflanze

Die Wirksamkeit von Heilpflanzen ist durch Jahrtausende der Menschheitsgeschichte hindurch belegt. Dennoch drängte die moderne Medizin viele altbewährte Heilmittel in den Hintergrund. Und tatsächlich lassen sich die Erfolge der chemischen Pharmazie bei lebensbedrohlichen Krankheiten nicht leugnen. Doch nicht immer muss es eines der modernen Präparate sein, wenn Sie sich schlecht fühlen. Oft sind Sie ebenso gut beraten, sich der Pflanzenheilkunde anzuvertrauen.
Auch die verschiedenen Aloe-Arten gerieten im Laufe der Jahrhunderte immer mehr in Vergessenheit, obwohl bereits die alten Ägypter um ihre unvergleichliche Heilkraft wussten. Doch seit einigen Jahren erinnern sich wieder immer mehr Heilpraktiker und Ärzte an die Stärke der »Wüstenlilie«, die sich sowohl äußerlich anwenden lässt (zum Beispiel bei Hauterkrankungen) als auch innerlich, etwa um das Immunsystem gegen Pilze, Bakterien und Viren zu stärken.

Vielfältige Pflanzenwelt

Mehr als 300 Aloe-Arten gibt es weltweit; überall, wo die klimatischen Bedingungen günstig sind – die Sonne nicht zu stark brennt, die Luftfeuchtigkeit hoch ist und kein Frost droht –, ist die Pflanze heimisch. Da die verschiedenen Arten oft unterschiedlich bezeichnet werden, kann es leicht zu Verwechslungen kommen. So werden beispielsweise in »Hagers Handbuch der Pharmazeutischen Praxis« unter zahlreichen Aloe-Arten die »Aloe barbadensis Miller« oder »Aloe barbadensis L.« aufgeführt, die heute auch unter der Bezeichnung: »Aloe vera« – die »wahre Aloe« – oder »Aloe vera Linné« bekannt ist. Mehrere botanische Bezeichnungen also für ein und dieselbe Pflanze. Und genau von dieser »wahren Aloe« soll in diesem Buch überwiegend die Rede sein.

Eine Pflanze mit mystischen Kräften

Das Wesen der Aloe vera als »große Heilerin« spiegelt sich bereits in den Eigenschaften ihres Blattes: Abwehr und Heilung. Die Stacheln am Blattrand und die bitter schmeckenden Anthranoide im Blattinneren wehren pflanzenfressende Tiere ab. Wird das Blatt selbst verletzt, verschließt sich die Wunde durch das darin enthaltene Gel innerhalb kürzester Zeit. Nach einem ähnlichen Prinzip dient die Pflanze auch dem Menschen: Sie heilt Wunden und stärkt die körpereigenen Abwehrkräfte. Wegen ihrer nahezu mystischen Kräfte wird die Aloe in den archaischen Kulturen als heilbringende Pflanze bis heute verehrt, da sie über Leiden und Wohlergehen entscheiden kann. Die Indianer Nordamerikas sollen die Aloe aus diesem Grund auch »Zauber des Himmels« genannt haben.
Das Einsatzgebiet der Aloe vera ist vielseitig: Bei Verletzungen und Verbrennungen dient sie als erstklassiges Erste-Hilfe-Mittel. Äußerlich angewandt hilft sie darüber hinaus bei Insektenstichen, Hautkrankheiten oder Entzündungen im Mundraum ebenso wie sie Haut und Haare pflegt und so dazu beiträgt, Ihre jugendliche Schönheit zu erhalten.
Nehmen Sie die Aloe als Saft innerlich ein, stärken Sie nicht nur Ihr Immunsystem, sondern können gegen vielerlei körperliche Unpässlichkeiten angehen. Als Nahrungsergänzung beugt Aloe-vera-Saft zudem Mangelerscheinungen vor – etwa bei unausgewogener Ernährung, einseitiger nervlicher oder körperlicher Belastung oder bei regelmäßiger Medikamenteneinnahme.

Eine Reise durch die Zeit

Die Spuren der Aloe lassen sich bis weit in die sumerische und ägyptische Kultur zurückverfolgen: In Sumer wurden Tontafeln mit Heilanleitungen aus dem dritten Jahrtausend v. Chr. gefunden, in Ägypten lassen sich Abbildungen der Aloe auf Tempel- und Grabwänden erkennen. Im so genannten Eberschen Papyrus – einem ägyptischen Heilbuch, dessen Entstehung auf etwa 3500 v. Chr. datiert wird – finden sich pharmazeutische Rezepturen für Salben mit Aloe.

Von der Antike bis heute

Glaubt man den Legenden und Mythen, soll bereits Alexander der Große (356–323 v. Chr.) – während einer Schlacht einst selbst durch die Heilkraft der Aloe genesen – auf seinen Feldzügen Aloe-Pflanzen mitgeführt haben, um die Wunden seiner verletzten Soldaten versorgen zu können. Dank des heilenden Aloe-Gels erholten sich die Krieger schnell wieder, weshalb Alexander stets einen gewissen Vorteil gegenüber seinen Gegnern hatte.

In der arabischen Welt hängte man die »Lilie der Wüste« als Glücksbringer und zur Abwehr böser Geister mit der Wurzel nach oben über die Haustür. Durch Trocknen gewann man zudem aus dem gelblichen Pflanzensaft der Blattrinde den gelben Bitterstoff Aloin. Das abführende Pulver wurde auch exportiert. Es gibt Zeugnisse, dass im sechsten Jahrhundert v. Chr. die Aloe auch in Persien als Abführmittel bekannt war. Möglicherweise fällt in diese Zeit die Verbreitung der Pflanze bis nach Indien, wo sie Einzug in die ayurvedische Medizin hielt.

Historische Abbildungen der Aloe bezeugen die weite Verbreitung der Heilpflanze.

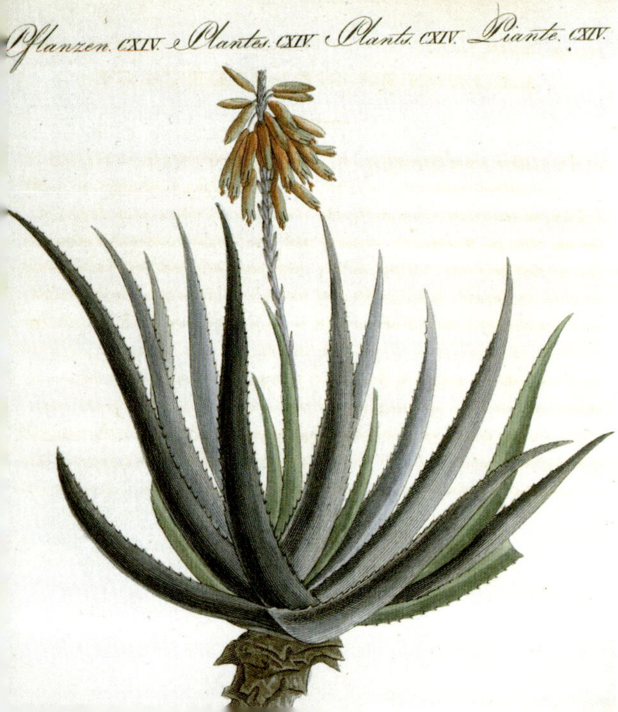

Im frühen Christentum war die Aloe ebenfalls bereits bekannt. So lässt sich bei Johannes 19, 39–40 nachlesen, dass sich Nikodemus mit einer Mischung aus Myrrhe und Aloe der Grabkammer Jesu näherte.
Auch im griechisch-römischen Kulturkreis kannte man die Aloe. Der römische Schriftsteller Plinius d. Ä. (23–79 n. Chr.) erwähnt in seiner »Historia naturalis« die Aloe als Heilpflanze. Der griechische Arzt Dioskorides ordnet in seinem fünfbändigen Werk »De Materia Medica« (etwa 75 n. Chr.), in dem er rund 800 Krankheiten aufführt, der Aloe neben ihrer abführenden Wirkung noch weitere Eigenschaften zu: Sie soll Blut zum Gerinnen bringen, den Wundheilungsprozess beschleunigen und gegen Haarausfall helfen. Darüber hinaus hätte sie sich bei der Behandlung von Hämorrhoiden, Gelenk- und Kopfschmerzen bestens bewährt. Das Buch des Dioskorides enthält zudem auch die älteste erhaltene Zeichnung der Aloe.

Die Reise um die Welt

Im Laufe der Jahrhunderte trugen Handel und Kriege zwischen den Völkern dazu bei, dass sich die unterschiedlichsten Aloe-Arten in verschiedenen Kulturen verbreiteten und vermischten. Von Indien aus drang die Aloe weiter nach Osten vor: in nördlicher Richtung bis nach Tibet und China, im Süden bis nach Malaysia, nach Java und Sumatra.
In Japan ist die Gattung der Aloe ebenfalls seit vielen Jahrhunderten gut bekannt und weit verbreitet. Ihre Anwendung ist äußerst vielfältig: Je nach Art dient die Pflanze im Land der aufgehenden Sonne entweder der Heilkunde, der Zubereitung unterschiedlicher Speisen oder der Herstellung von verschiedenen Kosmetikprodukten. Doch auch gen Westen wurden Aloe-Arten »exportiert«: nach Mittel- und Nordamerika.

INFO: ALOE UND AYURVEDA

Die ayurvedische Medizin kennt die Aloe seit drei Jahrtausenden, und noch heute erhalten Sie in Indien Aloe-vera-Saft, der als Heilmittel gegen Verbrennungen verwendet wird. Der Saft wird dazu von Hand gewonnen, indem das ausgelöste Blattmark in kleine Stücke geschnitten und in ein Behältnis gefüllt wird. Nach ein paar Stunden sind die Gelstückchen auf den Grund des Gefäßes gesunken, und der wässrige Saft füllt den oberen Teil. Er wird durch Zugabe bestimmter Blüten haltbar und keimfrei gemacht.

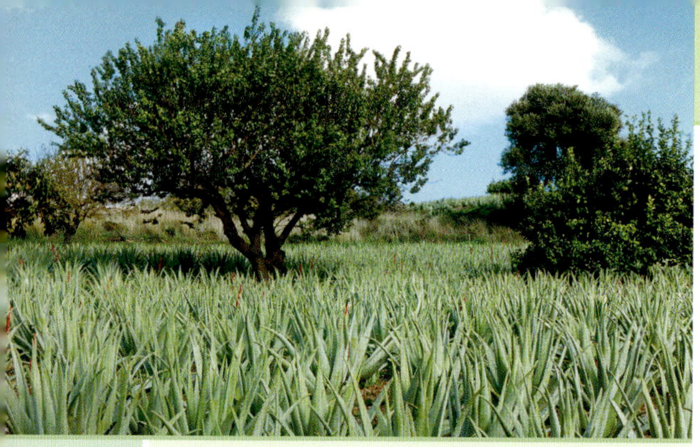

In Mischkultur und unter Schatten spendenden Bäumen gedeiht die Aloe am besten.

In Mittelamerika ist die Aloe wegen des besonders günstigen Klimas seit jeher heimisch. Schon die Maya verehrten die Pflanze wegen ihrer heilenden Kräfte und als »Quelle der Jugend«. Sie schützten sich mit Aloe vor Insektenstichen und Sonnenbrand und behandelten Verletzungen mit ihr. Die wenigen überlieferten Maya-Schriften berichten zudem, dass die Rinde der Aloe zum Einreiben von Schiffsplanken genutzt wurde. Heute wird die Aloe auf vielen karibischen Inseln sowie in Mittel- und Südamerika angebaut. Und die Einheimischen nutzen Pflanzen, die in der freien Natur oder in Gärten wachsen, zur Wundversorgung und als Sonnenschutz.

Die Aloe vera in Europa

In Griechenland, Italien, Spanien und Portugal war die Aloe bis mindestens ins 15. Jahrhundert hinein heimisch und weithin als Heilmittel geschätzt. So legte beispielsweise Hildegard von Bingen, die heilkundige Äbtissin (1098–1179), bei Husten und Erkältung mit Aloe-Saft getränkte Wickel auf. Auch von Paracelsus, dem deutschen Naturgelehrten und Arzt (1493–1541), ist ein Rezept überliefert, in dem Aloe mit Myrrhe und Safran zur Stärkung der körpereigenen Widerstandskräfte gemischt wurde.

Im 16. und 17. Jahrhundert verschwand die Aloe jedoch mehr und mehr aus dem Repertoire der Heilpflanzen. Wegen des wechselhaften Klimas konnte sie in vielen Regionen Europas nicht überleben. Da der Zellsaft ohne Konservierung nur wenige Stunden haltbar und wirksam ist, konnte allein mit eingedicktem Aloe-Saft oder -Pulver gehandelt werden. Das wiederum reduzierte das breite Spektrum der Aloe vera auf ihre abführende Wirkung. Oft trugen auch eine falsche Verarbeitung, unhygienische Umstände oder unsachgemäßer Transport dazu bei, dass die Kraft der Aloe versagte. Stattdessen traten unerwünschte Nebenwirkungen auf. Kein Wunder, dass die »angeblich« heilende Wirkung lange Zeit angezweifelt wurde. Wohl aus diesem Grund wird der Aloe vera in wissenschaftlichen pharmazeutischen Büchern heute nur als Quelle des abführenden Aloins Bedeutung beigemessen.

Die Aloe vera in der modernen Medizin

Erst in den dreißiger Jahren des zwanzigsten Jahrhunderts erschloss sich für das gelartige Blattmark in den USA ein neues Anwendungsgebiet. Da durch das damalige Röntgenverfahren immer wieder Patienten, Ärzte und Schwestern schmerzhafte Hautverbrennungen erlitten, suchte der Arzt Dr. Collins gemeinsam mit seinem Sohn nach einem geeigneten Gegenmittel. Sie fanden es in der Aloe. Den größten Erfolg hatten die beiden, wenn sie ein Aloeblatt in der Mitte aufschnitten, das gelartige innere Blattfleisch herauslösten, es auf die Verletzungen auftrugen und darüber eine Kompresse legten, die alle zwei Stunden erneuert wurde. Die Wunden heilten schnell und ohne Nebenwirkungen. Nachdem Dr. Collins und sein Sohn 1935 im »American Journal of Roentgenology« über ihre Erfahrungen berichtet hatten, verwendeten viele Ärzte in Amerika die Aloe als Heilmittel bei Hauterkrankungen. Ihr »Siegeszug« lässt sich durch die zunehmende Anzahl an medizinischen Fachartikeln und Erfahrungsberichten belegen – unter anderem sogar einem Schreiben der Atomenergiebehörde von 1953. Doch erst als der amerikanische Pharmazeut Rodney Stockton Ende der fünfziger Jahre ein Verfahren zur Haltbarmachung des Aloe-Gels entwickelte, war der Weg zur Vermarktung geebnet. Seitdem ist eine regelrechte »Aloe-vera-Industrie« entstanden, die in den letzten Jahren auch Deutschland erreichte.
Anders als die westliche Welt bot das kommunistische Russland der Nachkriegszeit pharmazeutischen Unternehmen keinen lukrativen Anreiz. Hier war man darauf angewiesen, die volkstümliche Pflanzenheilkunde zu fördern und Forschungen über ihre Wirksamkeit zu betreiben. Im Zuge dessen gelangen in den vierziger und fünfziger Jahren neuartige wissenschaftliche Versuche mit der Aloe – mit bahnbrechenden Erkenntnissen: Wladimir Petrowitsch Filatow, ein Professor für Augenheilkunde, entdeckte ein Verfahren (biogene Stimulation genannt), dank dessen die Aloe erfolgreich bei Augenkrankheiten eingesetzt werden konnte (siehe Seite 97 f.).

> Die heilenden Wirkstoffe der Aloe sind im klaren Gel im Blattinneren enthalten.

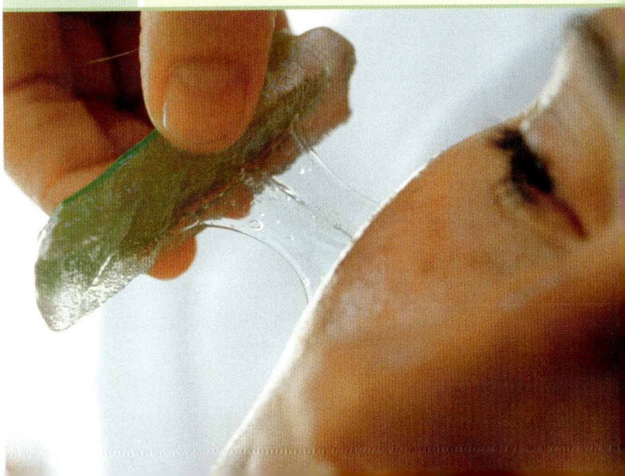

Botanik der Aloe vera

Weil die immergrünen, lederartigen, lanzettförmigen, 50 bis 60 Zentimeter langen, bis zu 20 Zentimeter breiten und 5 Zentimeter dicken Blätter der Aloe am Rand von kleinen spitzen Stacheln gesäumt sind, halten viele Laien die Pflanze für eine Kaktee. Doch obwohl ihr Erscheinungsbild tatsächlich dem der Agave ähnelt, zählt die Aloe botanisch zur Gattung der Liliengewächse. Nichtsdestotrotz ist sie wie auch die Kakteen eine so genannte Sukkulente, die in ihren Zellen Wasser speichern kann und deshalb nicht oft gegossen werden muss – zu häufiges Wässern oder Dauerregen verträgt sie nicht. Da die Aloe einen Großteil des Wasserbedarfs über ihre Blätter aufnimmt, gedeiht sie im tropischen Klima sehr gut. Die Luftfeuchtigkeit ist dort hoch genug, und es besteht zudem keine Frostgefahr. Denn auf niedrige Temperaturen (bereits unter 5 °C) reagiert die Pflanze ebenso empfindlich wie auf zu viel Wasser.

Das Erscheinungsbild

Die Aloe wurzelt nicht tief in der Erde, sondern knapp unter der Oberfläche weit verzweigt in sandigem, kalkreichem Boden. Aus ihrem kurzen Stamm, der etwa 40 Zentimeter hoch ist und dem einer Yuccapalme ähnelt, wachsen roset-

INFO

VORSICHT VOR DIREKTER SONNE

Es ist ein weit verbreiteter Irrtum, dass anhaltende Hitze der Aloe vera nichts anhaben kann. Zwar geht sie wegen der eingelagerten Wasservorräte in Trockenzeiten nicht zugrunde. Aber um Dürreperioden zu überstehen, verbraucht sie ihre wertvollen Inhaltsstoffe selbst. Denn sengende Sonneneinstrahlung ohne Schatten spendende Obstbäume, wie sie in Mischkulturen wachsen, bedeutet für die Aloe wie für jede andere Pflanze, aber auch für Tier und Mensch Dauerstress: Sie wird ausgelaugt und verändert ihre Inhaltsstoffe. Das Aloin im Inneren der Blattrinde wirkt dabei als »Stressregulator«, vermehrt sich und vermischt sich dann mit der gelartigen Blattsubstanz, deren Qualität dadurch vermindert wird.

tenförmig die schweren, fleischigen Blätter. Bei Trockenheit stehen sie hoch aufgerichtet und dicht um den Stamm. Wenn es regnet, breiten sie sich beinahe wie eine Blüte auseinander, um möglichst viel Wasser speichern zu können. Mithilfe winziger Poren auf der Blattoberfläche regelt die Aloe ihren Wasserhaushalt.
Die Blätter der jungen Aloepflanzen sind sommersprossenartig mit weißen Pünktchen übersät, die jedoch durch Sonneneinwirkung und mit zunehmendem Alter der Pflanze verschwinden. Das Innere des wachsähnlichen, prall gefüllten Blattes enthält eine gelartige, durchsichtige, helle Substanz, die zu 99 Prozent aus Wasser mit gelösten Inhaltsstoffen besteht. Sie stellt den Wasserspeicher dar, mit dessen Hilfe die Aloe auch lange Dürrezeiten gut überstehen kann, wenn andere Pflanzen bereits vertrocknen. Sie aufgrund dieser Fähigkeit als Wüstenpflanze zu bezeichnen, wäre jedoch nicht korrekt. Denn die Wüste ist nicht ihr idealer Lebensraum, da die Pflanze der Sonne dort in zu großem Maße ungeschützt ausgesetzt wäre.

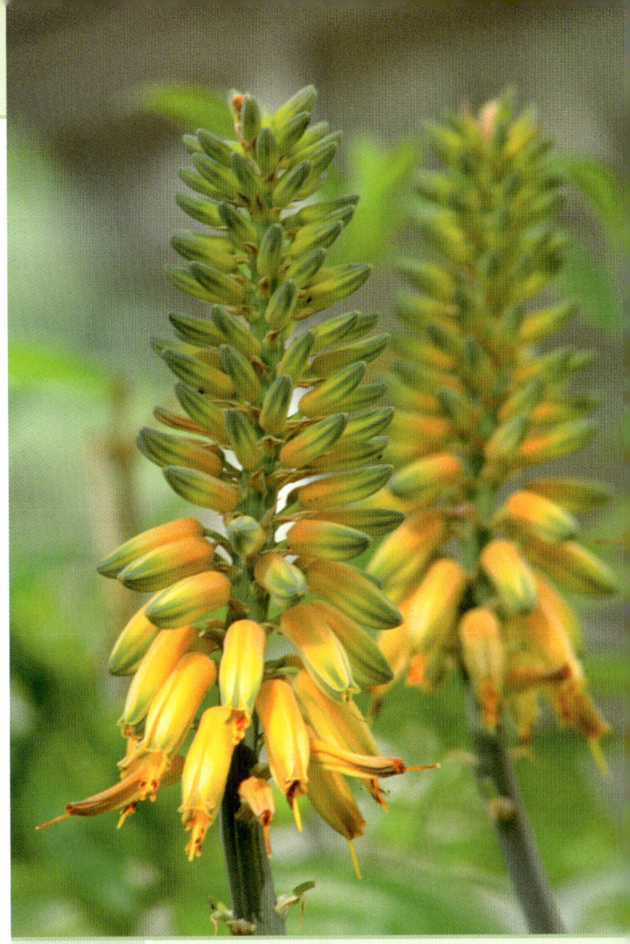

Im Frühjahr schmückt sich die Aloe vera mit auffälligen orangegelben Blüten.

Die Blüte

Von Frühjahrsbeginn bis Anfang Juni steht die Aloe in der Blüte. An einem etwa einen halben bis einen Meter langen kerzenförmigen Blütenschaft, der aus der Mitte der Pflanze herauswächst und von Hochblättern umgeben ist, sitzen röhrenförmige Blütenköpfe. Je nach Aloe-Art haben sie unterschiedliche Farben: grünlich weiß, orange, leuchtend rot oder gelb – wie bei der Aloe vera. Jede Blüte besitzt sechs Staubblätter und einen Fruchtknoten.

Vorkommen und Anbau

Als wild wachsende Pflanze gedeiht die Aloe heute in Ostafrika – vor allem Uganda – und Südafrika, in den Mittelmeerländern, Israel und der Türkei, auf den Kanarischen Inseln, Madeira und den Kapverden, in den arabischen und kaukasischen Ländern, in Süd- und Mittelamerika, auf den Karibischen Inseln, in den südlichen Regionen der USA (Kalifornien, Texas, Arizona und Florida), auf Tahiti, den kleinen Antillen, in Indien und auf Sri Lanka, in Südchina und Australien. In den meisten dieser Länder wird die Aloe für den Export auch auf Plantagen angebaut. Gerade für afrikanische und andere Entwicklungsländer eröffnen sich dadurch interessante Handelsperspektiven, denn der Absatz von Aloe boomt. Allerdings ist die Qualität hinsichtlich des Nährstoffgehalts der Aloeblätter, bedingt durch Bodenbeschaffenheit und Sonneneinwirkung, je nach Anbauland sehr unterschiedlich.

Deshalb ist es für die Qualität und Quantität der Inhaltsstoffe eines Aloe-vera-Produkts und damit seine gesundheitsfördernde Wirkung von großer Bedeutung, woher die Pflanze stammt, wie sie kultiviert und verarbeitet wird. So sind Pflanzen aus Mischkulturen denjenigen vorzuziehen, die in einer Monokultur gezogen wurden. Bei Mischkulturen in Mittelamerika beispielsweise werden die Aloe-Pflanzen noch heute wie bei den alten Maya zusammen mit Schatten spendenden Mango-, Papaya- und Zitronenbäumen sowie Bohnen angebaut. Auch auf dem spanischen Festland wächst die Aloe vera in Mischkultur, und der Boden wird durch Beikräuter ernährt. Dies ist von großer Bedeutung für den Austausch mit anderen Organismen (zum Beispiel Regenwürmern, die den Erdboden auflockern).

INFO

GEHALT AN ANTHRANOIDEN

Entsprechend der Aromenverordnung im Lebensmittelgesetz darf der Gehalt an Anthranoiden (siehe Seite 25) eines Aloe-Produkts nicht mehr als 0,1 mg/kg betragen. Trotzdem kann die Aufnahme bei innerer Anwendung nicht völlig ausgeschlossen werden. Denn es besteht keine Deklarationspflicht. Eine abführende Wirkung haben die Produkte jedoch nicht. Laut Monografie der Kommission E beim Bundesinstitut für Arzneimittel und Medizinprodukte sind 20 bis 30 mg Hydroxyanthracenderivate, darunter etwa 12 mg Aloin, als Tagesdosis für eine abführende Wirkung notwendig.

Bei Monokulturen kann es dagegen wegen der fehlenden förderlichen Mikroorganismen zu Schädlingsbefall kommen, selbst wenn der Boden mit Beikräutern gedüngt wird. Das wiederum erfordert den Einsatz von Insektiziden. Eine künstliche Düngung führt außerdem dazu, dass sich in den Blättern der Aloe vermehrt Wasser einlagert, ohne dass gleichzeitig die Menge der kostbaren Inhaltsstoffe zunimmt. So sieht die Pflanze auf den ersten Blick zwar gesund aus, ist aber nährstoffärmer. Das Gel kann zudem seine schleimige Konsistenz verlieren und stattdessen pappig werden. Mit Pestiziden und Kunstdüngern behandelte Pflanzen können außerdem Allergien auslösen, die Leber schädigen und zu giftigen Ablagerungen im Gewebe führen, die ein gesundheitliches Risiko darstellen.

Ernte und Verarbeitung

Die Aloe wächst recht schnell. Bereits nach fünf Jahren ist sie ausgewachsen. Dann sind auch die in ihr enthaltenen Wirkstoffe voll ausgereift, und die Ernte kann beginnen. Werden die Blätter dagegen schon vorher geschnitten, haben sie ihr Potenzial noch nicht erreicht, weshalb aus ihnen nur ein qualitativ minderwertigeres Aloe-vera-Produkt hergestellt werden kann.

10 bis 15 Jahre wird eine Aloe alt. In dieser Zeit können die Blätter bis zu 3-mal im Jahr geerntet werden – insgesamt also bis zu 30-mal. Man erntet nie die ganze Pflanze, sondern schneidet dicht am Stamm aus der untersten Blattreihe drei bis vier, maximal sieben Blätter ab. Mindestens zwölf der etwa zwanzig Blätter müssen am Stamm zurück bleiben.

Insgesamt werden für die Herstellung von einem Kilo Gel oder einem Liter Saft sechs bis zehn Blätter benötigt. Jedes davon muss ausgereift und etwa 50 Zentimeter lang, 5 Zentimeter dick sowie 500 Gramm schwer sein und darf weder durch Frost noch durch Hitze geschädigt sein.

Von der Plantage in die Fabrik

Die geernteten Blätter werden in Kisten gelagert und in die den Plantagen angegliederten Fabriken transportiert. Das muss recht schnell gehen, denn einige Wirkstoffe der Aloe beginnen sich bereits nach wenigen Stunden zu verflüchtigen, wenn die Aloe nicht gekühlt wird. Zudem schützt die Eile vor einem Befall mit Milchsäurebakterien, die zum Beispiel die Polysaccharide zersetzen.

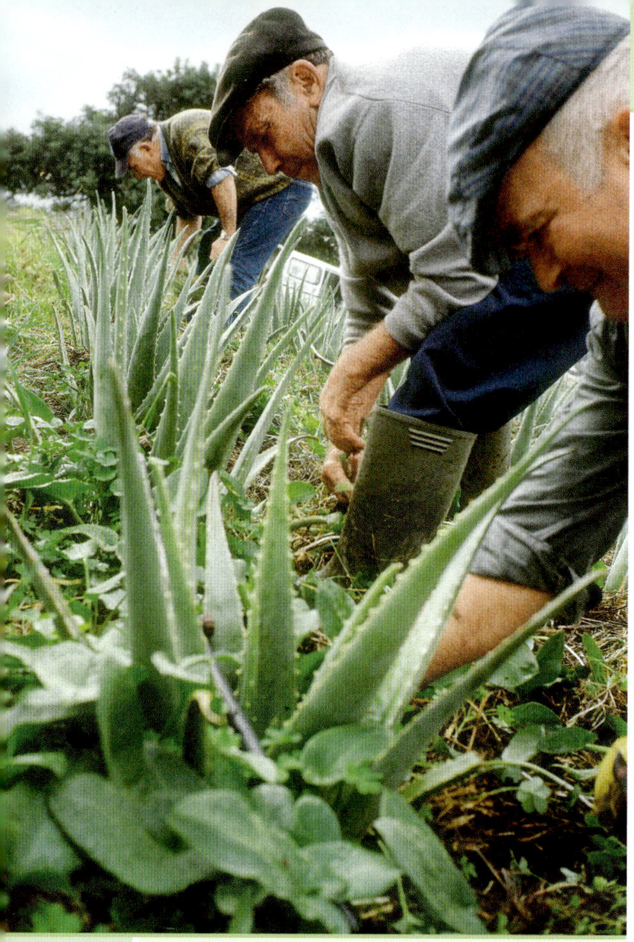

Die Rohstoffe für hochwertige Aloe-Produkte werden von Hand geerntet und verarbeitet.

Die Arbeiter in den Fabriken tragen sterile Schutzkleidung, um die Blätter von Hand bearbeiten zu können. Dabei ist äußerste Sorgfalt geboten, denn das Blattgewebe darf nicht verletzt werden, damit sich die Anthranoide aus der Blattrinde nicht mit dem wertvollen Gel im Inneren vermengen. Die Blätter werden mit einer Laugenlösung gewaschen und anschließend mit kaltem Wasser abgespült. In einem Betrieb, der Wert auf höchste Qualität legt, werden dann Blattfuß und -spitze sowie die Dornen am Blattrand entfernt. Anschließend wird mit einem Spezialmesser die Blattrinde vom Blattinhalt abgeschält. Diesen Vorgang nennt man filetieren, weil das auf diese Weise herausgelöste Blattinnere – das so genannte Gel – an ein Filet erinnert. Das Filet wird auf eine transparente, von unten beleuchtete Scheibe gelegt. Auf diese Weise lässt sich die Qualität des durchscheinenden Gel-Filet-Stücks hinsichtlich seiner Reinheit untersuchen. Die Filetierung von Hand ist zwar aufwändig, sie schafft aber gerade in einkommensschwachen Agrarregionen wie Mexiko oder Süditalien wichtige Arbeitsplätze.

Die meisten Hersteller sparen sich jedoch Aufwand und Kosten und lassen gleich das ganze Blatt zerkleinern. Um die Anthranoide mit dem Aloin zu entfernen, sind sie deswegen auf Filterverfahren angewiesen, wie Kohlefilter oder Kieselgur. Gerade das Kieselgurverfahren filtert das Aloin jedoch nicht zuverlässig und ist deshalb abzulehnen. Auch das Trennungsverfahren mit Aktivkohle ist wenig effektiv, worauf sogar das Bundesinstitut für gesundheitlichen Verbraucherschutz hinweist: Nicht nur die Anthranoide werden ausgesondert, gleichzeitig gehen auch wertvolle Inhaltsstoffe verloren. Deswegen ist ein Aloe-vera-Saft aus dem ganzen Blatt im Vergleich zu Saft aus filetiertem Gel von minderer Qualität. Dass die Filetierung nicht immer so zeitaufwändig sein muss, beweisen Produzenten in den USA, wo das Filet fast überall maschinell aus dem Blatt gelöst wird.

Die Haltbarmachung

Nachdem das Gel aus dem Blatt gelöst und anschließend kalt gepresst wurde, muss es stabilisiert werden. Zahlreiche Hersteller vermengen dabei das naturreine Aloe-Gel mit chemischen Konservierungsstoffen wie Natriumbenzoat und Kaliumsorbat. Vom Kauf derartig behandelter Produkte ist abzuraten, denn ihre gesundheitsschädigende Wirkung fällt fast immer auf die Aloe vera zurück und schadet dem guten Ruf und Wirken der Heilpflanze.
So soll zum Beispiel Natriumbenzoat in die von der EU erstellten Liste der allergieauslösenden Stoffe aufgenommen werden. Ebenfalls schädlich für die Gesundheit ist der Zusatz von Zitronensäure. Sie verändert den pH-Wert der Aloe, der zwischen 4,5 und 4,9 pendelt, macht so das Aloe-vera-Gel sauer und beeinträchtigt dadurch die schleimhautregenerierende Wirkung.

Pasteurisierung

Das europäische Lebensmittelgesetz schreibt vor, dass Obst-, Pflanzen- und Gemüsesäfte entweder aromatisiert, chemisch konserviert oder pasteurisiert – also mit Temperaturen zwischen 70 und 100 °C behandelt werden müssen wie bei der Aloe.
Wie hoch die Temperatur bei einem thermischen Verfahren sein sollte und wie lange dieses dauern muss, um die Aloe vera schonend haltbar zu machen und so die wertvollen Inhaltsstoffe zum großen Teil erhalten und im Labor auch nachweisen zu

ZITRONENSÄURE

INFO

Zitronensäure ist kein Konservierungs-, sondern ein Säuerungsmittel. Sie verringert den pH-Wert des Aloe-Saftes, so dass dieser länger haltbar wird, und muss als Zusatzstoff deklariert sein. Da Zitronensäure keinen verlässlichen Schutz gegen Bakterien und Pilze bildet, muss zudem ein chemischer Konservierungsstoff zugegeben werden – häufig Benzoesäure. Darüber hinaus ist Zitronensäure ein Schwermetalllöser im menschlichen Körper und kann dadurch Kopfschmerzen und Allergien auslösen.

können, darin besteht die Kunst eines guten Herstellers. Die Aloverose, die wesentlich verantwortlich für die Wirksamkeit der Aloe vera ist, bleibt dabei erhalten. Denn sie ist hitzestabil. Durch Pasteurisieren haltbar gemachte Aloe vera darf zu Recht »100 Prozent reine Aloe vera« genannt werden, sofern ihr keine weiteren Stoffe zugesetzt wurden.

In den USA verpflichtet der Gesetzgeber Hersteller nicht pasteurisierter Obst-, Pflanzen- und Gemüsesäfte, den Verzicht auf Pasteurisierung auf dem Produkt anzugeben. Enthält ein amerikanisches Aloe-vera-Produkt keinen Hinweis darauf, können Sie davon ausgehen, dass es pasteurisiert wurde.

Das Sprüh- und Gefriertrocknen

Viele Hersteller ziehen der Pasteurisierung das Sprüh- oder Gefriertrocknen vor. Bei diesem Verfahren wird dem Blattgel Wasser entzogen, wodurch es nicht nur haltbar wird, sondern auch leichter transportiert werden kann, weil es einen Großteil seines Volumens verliert. Aus derart »konservierter« Aloe lassen sich preisgünstige Trinksäfte herstellen, indem die Trockenkonzentrate mit Wasser wieder verdünnt werden. Da Wasser auf dem Etikett deklariert werden muss, können Sie mit einem Blick erkennen, ob es sich bei dem betreffenden Produkt um ein Konzentrat handelt.

Es liegt auf der Hand, dass eine auf diese Weise behandelte Aloe vera einen Großteil ihrer Wirkung eingebüßt hat und keinerlei antibakterielle Eigenschaften mehr besitzt. In Untersuchungen konnte zudem nachgewiesen werden, dass sich durch das Trocknen und die Konzentratherstellung die Mengenverhältnisse von Mineralstoffen verändern: Während in der Aloe

Nur ein qualitativ hochwertiges Aloe-vera-Produkt enthält alle Wirkstoffe der Pflanze.

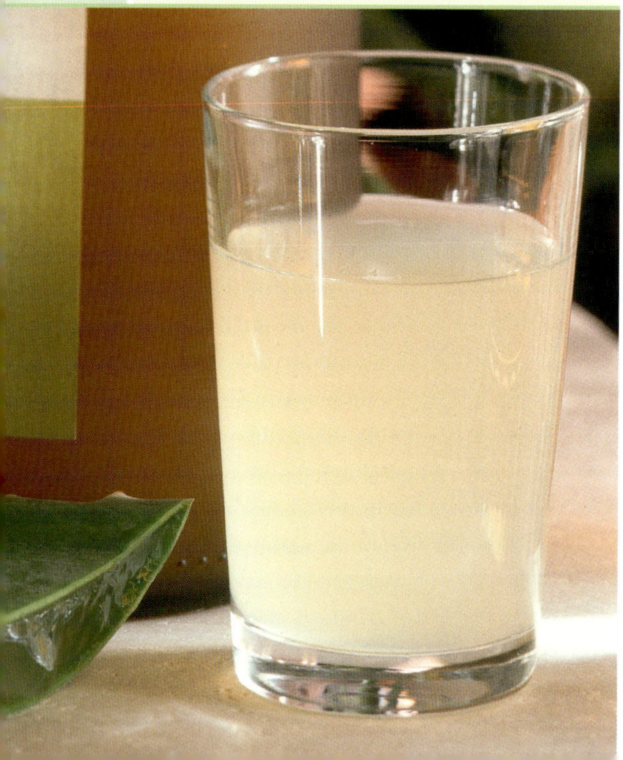

vera der Natriumanteil geringer ist als der Kaliumanteil, hat sich das Verhältnis im gefrier- oder sprühgetrockneten Konzentrat umgekehrt. Selbst die Aussage, dass es sich bei einem Aloe-vera-Gel oder -Saft um ein kaltgepresstes Produkt handelt, ist in Bezug auf die Qualität wenig aussagekräftig. Denn Kaltpressungen können auch zu Pulver weiterverarbeitet werden.

Manche Hersteller fügen ihrem Aloe-Getränk eindickende Gelbildner zu (beispielsweise Xanthan), um dem Saft ein natürliches Aussehen zu geben. Oder sie geben den Zuckeraustauschstoff Sorbitol in das Getränk, um es geschmacklich aufzubessern. Für solch denaturierte Aloe-vera-Produkte ist selbst der günstigste Preis noch zu teuer.

Die Verpackung

Nicht nur bei der Haltbarmachung eines Aloe-vera-Produkts gibt es Qualitätsunterschiede, sondern auch bei der Verpackung. Braunes Glas oder helles undurchsichtiges Opalglas garantieren einen gewissen Lichtschutz und verhindern chemische Reaktionen zwischen Inhalt und Gefäß. Anders bei Behältnissen aus Plastik: Hier kann es unter Lichteinwirkung zu einer Wechselwirkung zwischen Aloe-vera-Saft oder -Gel und Kunststoff kommen, wodurch das Produkt verunreinigt wird.

WICHTIG !

KEIN ZEICHEN FÜR SICHERHEIT: DAS IASC-SIEGEL

Viele Hersteller schmücken ihre Ware mit einem selbst verliehenen Gütesiegel: die Qualitätsgarantie des »International Aloe Science Council« (IASC). Dieses garantiert jedoch weder, dass die enthaltene Aloe aus biologischem Anbau stammt, noch dass das Produkt anthranoidfrei ist. Auch darüber, wie hoch der Aloe-vera-Anteil ist, ob das Produkt aus gefriergetrocknetem und mit Wasser verdünntem Gel besteht, ob ein ganzes Blatt oder nur das Gelfilet verwendet wurde, wo die Pflanze gewachsen ist oder wie sie angebaut und stabilisiert wurde, gibt das Siegel keine Auskunft. Es besagt nur, dass überhaupt Aloe enthalten ist.

EINE ALOE-VERA-PFLANZE ZU HAUSE ZIEHEN

Die Aloe vera ist eine anspruchslose und genügsame Pflanze, die Sie ohne Probleme auch selbst ziehen können. So haben Sie im Notfall immer ein Frischblatt zur Hand, mit dem Sie bei Verbrennungen oder Verletzungen der Haut erste Hilfe leisten können. Damit die Wirkstoffe der Heilpflanze ausgereift sind, sollte sie allerdings am besten fünf Jahre alt sein.

DIE RICHTIGE PFLEGE

Wie jede andere Zimmerpflanze auch, benötigt die Aloe vera die entsprechende Pflege, damit sie gut gedeiht und ein hohes Alter erreicht. Es sind jedoch nur ein paar Regeln, die Sie dabei beachten sollten.

Pflanzgefäß und Substrat

Sie benötigen einen großen Tontopf, in dem die Aloe vera ihre Wurzeln gut ausbreiten kann. Denn sie dringt mit ihnen nicht tief in die Erde, sondern streckt sie dicht unter der Erdoberfläche weit aus. Für das Pflanzsubstrat mischen Sie Zimmerpflanzenerde und Sand im Verhältnis 1:1.

Die optimale Temperatur

An einem hellen Platz bei normaler Zimmertemperatur (nicht unter 5 °C) gedeiht die Aloe vera gut. Zudem stärken die bakterien- und keimtötenden UV-Strahlen der Sonne die Pflanze gegen Ungezieferbefall. Im Sommer können Sie die Pflanze auf den Balkon oder die Terrasse stellen. Doch Vorsicht: Die Aloe als Topfpflanze reagiert empfindlich auf direkte Sonneneinstrahlung und muss deswegen vor praller Sonne geschützt stehen, damit sie keinen »Sonnenbrand« bekommt. Die Blätter werden dadurch saftlos und trocken. Das gilt auch für einen Platz auf der Fensterbank, weshalb sich ein West- oder Ostfenster besser eignet als eines im Süden. Steht die Aloe im Freien, sollten Sie berücksichtigen, dass sie keinen Sturm verträgt, wohingegen ihr ein leichter Wind nichts ausmacht.

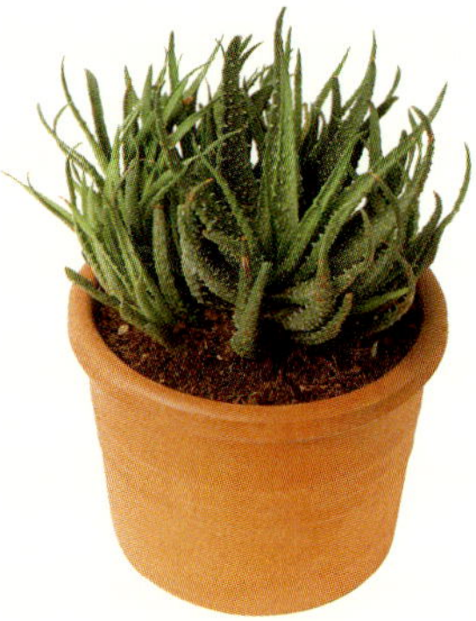

Richtig gießen

Bei trockenem Sommerwetter ist der Flüssigkeitsbedarf der Aloe mit ein- bis zweimaligem Gießen pro Woche gedeckt. Als Faustregel gilt: Gießen Sie Ihre Aloe vera immer erst dann, wenn die Erde trocken ist. Ist sie noch feucht, wenn Sie den Finger ein wenig hineinstecken, geben Sie kein weiteres Wasser zu. Denn die Aloe steht nicht gern im Wasser. Aus demselben Grund sollten Sie auf eine gute Drainage achten, damit überschüssiges Wasser aus dem Topf abfließen kann. Legen Sie dazu einige größere Tonscherben in den Topf, ehe Sie mit Erde auffüllen.

Bei großer Hitze sprühen Sie die Blätter mindestens einmal am Tag mit lauwarmem Wasser an, damit sie ihre frische grüne Farbe behalten. Düngen Sie Ihre Aloe vera im Sommer zudem einmal wöchentlich mit Kakteendünger.

Ist die Luft feucht oder regnet es viel, benötigt die Pflanze weniger Wasser, da sie fast die gesamte Feuchtigkeit über die Poren ihrer Blätter aufnimmt. Auch im Winter müssen Sie weniger gießen als im Sommer. Oft genügt es dann, alle 14 Tage zu wässern – es sei denn, die Pflanze steht in einem stark geheizten Raum mit trockener Heizungsluft. In diesem Fall müssen Sie wie im Sommer gießen und die Blätter regelmäßig besprühen.

DER WEG ZUR EIGENEN ALOE-VERA-PFLANZE

Es ist nicht immer leicht, eine Aloe vera zu bekommen. Die wenigsten Blumenhandlungen haben die Pflanze im Standardsortiment und müssen sie deshalb erst bestellen. Neben dem Pflanzenfachhandel können Sie Ihr Glück auch bei Herstellern von Aloe-vera-Produkten versuchen, die Frischpflanzenblätter liefern. In den meisten Fällen können Sie den Wunsch nach einer eigenen Topfpflanze erfüllen. Eine größere Aloe, die mindestens ein halbes bis ein Jahr alt ist, kostet um die 30 Euro. Kleinere Pflanzen werden in der Regel nach ihrem Gewicht berechnet: Pro 500 Gramm zahlen Sie dann 2 bis 3 Euro.

Finger weg heißt es dagegen bei Aloe-vera-Pflanzen aus dem Supermarkt. Sie sind zwar meist recht preisgünstig, dafür können Sie davon ausgehen, dass sie chemisch gedüngt und mit Pestiziden besprüht wurden. Als Erste-Hilfe-Pflanzen eignen sich diese Aloen nicht.

Ableger nehmen

Ist Ihre Aloe älter als drei Jahre, wachsen im Frühjahr unterhalb der unteren Blattreihe Ableger aus dem Stamm. Wenn Sie die Pflanze umtopfen, können Sie diese Ableger mit einem scharfen Messer abtrennen und in einen eigenen kleinen Topf mit entsprechendem Substrat (siehe links) einsetzen.

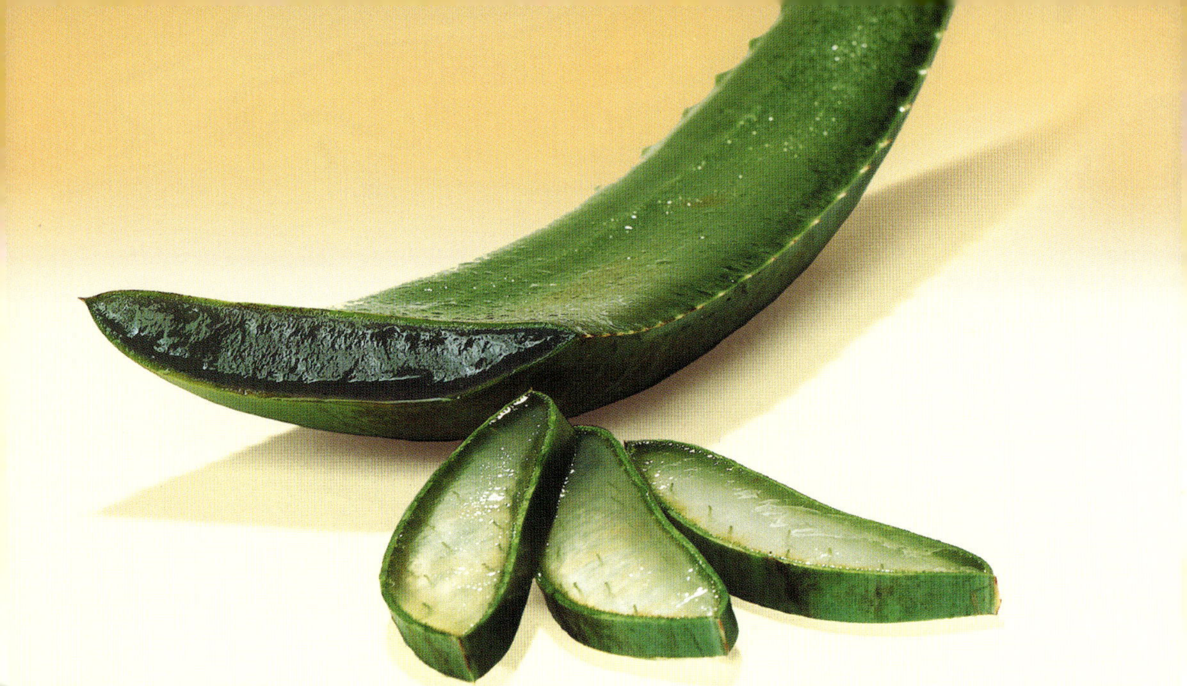

Die Wirkungsweise der Aloe vera

Es ist dem einzigartigen Zusammenspiel der verschiedenen Inhaltsstoffe der Aloe vera zu verdanken, dass diese über vielerlei Qualitäten verfügt: Sie kann Schmerzen lindern, Entzündungen hemmen, die Wundheilung unterstützen und beschleunigen, alle Schleimhäute im Körper regenerieren, die Verdauung positiv beeinflussen und das Immunsystem stärken. In der Literatur finden sich Angaben von 160 bis 250 einzelnen Substanzen. Auch wenn die Entschlüsselung ihrer Wirkungsweise erst am Anfang steht, kann doch davon ausgegangen werden, dass die Kraft der Heilpflanze auf dem Synergieeffekt dieser Wirkstoffe beruht.
Die wichtigsten bisher bekannten Stoffe sind im Filet enthalten. Sie werden von der Haut bei äußerer Anwendung aufgenommen, befinden sich aber ebenfalls im Saft der Aloe und kommen deshalb auch innerlich zur Anwendung. Welche Wirkstoffe zusätzlich in der Rinde enthalten sind, ist noch nicht ganz erforscht.

Die wichtigsten Inhaltsstoffe

Die bedeutendsten Inhaltsstoffe der Aloe vera sind:

- Anthranoide: Sie haben eine abführende Wirkung und dürfen in Aloe-vera-Lebensmitteln oder -Kosmetik nicht vorhanden sein.
- Mono- und Polysaccharide: Kohlenhydrate, die verantwortlich für die gelartige Konsistenz des im Blattinnern eingelagerten Wassers sowie für die schleimhauterneuernde Wirkung der Aloe vera sind.
- Vitamine, Mineralstoffe und Spurenelemente.
- Enzyme, die biochemische Reaktionen im Körperstoffwechsel in Gang setzen.
- Essenzielle/nicht essenzielle Aminosäuren: Grundbausteine der Körpereiweiße.
- Weitere sekundäre Pflanzenstoffe (SPS).

Anthranoide

Anthranoide sind bitter schmeckende Naturstoffe, welche die Darmtätigkeit anregen und abführend wirken. Das wichtigste Anthranoid der Aloe vera ist das Aloin, von dem auch im Folgenden die Rede sein wird. Die gelbliche Flüssigkeit wird in den Sekretzellen der inneren Blattrinde gebildet und in kleinen Mengen zur Herstellung von Magenbitter und Schwedentrank verwendet. Auch apothekenpflichtige Abführmittel enthalten Aloin.

ANWENDUNGSBESCHRÄNKUNGEN BEI DER EINNAHME VON ALOE VERA

WICHTIG !

Aloinhaltige Abführmittel eignen sich nicht zur Daueranwendung, da sie einen Kaliumverlust, Störungen der Herzfunktion, Muskelschwäche und Darmträgheit verursachen können. Während der Schwangerschaft ist Aloin wegen der Gefahr eines Abgangs generell untersagt. Auch in der Stillzeit, während der Menstruation und bei Unterleibsentzündungen sollten Sie Aloin meiden, weil es die Durchblutung im Beckenbereich fördert. Wegen seiner die Darmschleimhaut reizenden Wirkung darf es außerdem nicht eingenommen werden bei entzündlichen Darmerkrankungen, Morbus Crohn und Colitis ulcerosa sowie bei Darmverschluss und Blinddarmreizung.

Kohlenhydrate

Kohlenhydrate sind Zuckerlieferanten für den Körper und nötig für die Gewinnung von Energie. In der Wissenschaft werden sie nach der jeweiligen Anzahl ihrer Moleküle unterschieden:

- Monosaccharide, wie Industriezucker, werden auch Einfachzucker genannt.
- Polysaccharide oder Vielfachzucker setzen sich aus aneinander gereihten Einfachzuckern zuammen, wie die Aloverose (Acemannan) und die Glykoside.

Polysaccharide fördern die Resorptionsfähigkeit der Darmschleimhaut für Vitamine, Mineralstoffe, Spurenelemente und andere Substanzen und üben so einen günstigen Einfluss auf das Immunsystem aus. Sie sind daher zur Gesundheitsvorsorge ebenso wichtig wie bei Infektanfälligkeit. Bei äußerer Anwendung wirken sie wundheilend, schmerzlindernd, entzündungshemmend, feuchtigkeitsspendend und zellregenerierend.

Aloverose oder Acemannan

Aloverose beziehungsweise Acemannan nennen einige Hersteller eine typische chemische Verbindung der Aloe vera. Es handelt sich dabei um ein Polysaccharid mit der Besonderheit der acetylierten Form. Das bedeutet, den Zuckermolekülen sind bestimmte Acetatgruppen (Salze oder Ester der Essigsäure) zugeordnet – und zwar auf eine Weise, die sich sonst nirgends findet. Aloverose (Acemannan) ist also sozusagen der biochemische Fingerabdruck der Aloe vera. Laufende Forschungen lassen zudem vermuten, dass die haut- und schleimhautregenerierende Wirkung der Pflanze vor allem auf diese hitzebeständige Substanz zurückzuführen ist. Eine Isolierung der Aloverose würde dennoch keinen Sinn machen – es kommt auf die Synergieeffekte, also das Zusammenwirken, an.

Vitamine

In der Aloe vera sind zahlreiche lebenswichtige Vitamine enthalten, die der Körper benötigt, um gesund und leistungsfähig zu bleiben.

Provitamin A

Das Provitamin A ist die Vorstufe zu Vitamin A, einem fettlöslichen Vitamin, das im Körper gebildet wird. Es zählt zu den so genannten Antioxidanzien, verbessert die Sehkraft und spielt bei der Regeneration der Hautzellen eine wichtige Rolle. Darüber hinaus beeinflusst Vitamin A die Bildung der roten Blutkörperchen und der Sexualhormone.

Freie Radikale und Antioxidanzien

Im täglichen normalen Stoffwechsel, besonders stark aber bei geistiger, körperlicher und seelischer Belastung entstehen im Körper so genannte freie Radikale: Sauerstoffatome, die durch das Fehlen eines Elektrons äußerst reaktionsfreudig sind (radikalisiert). Sie greifen körpereigene Eiweiße und Fette in der Zellwand an und gelangen so ins Innere der Zellen, wo sie dann die Erbsubstanz schädigen können. Wenn Sie sich ausgewogen ernähren und gesund leben, stehen im Körper mit einem Enzymschutzsystem normalerweise genügend Stoffe zur Verfügung, die die freien Radikale abfangen (so genannte antioxidative Systeme und Antioxidanzien). Durch Smog, Zigarettenrauch, Chemikalien, Pflanzenschutzmittel, UV- und radioaktive Strahlen sowie durch falsche Ernährungsgewohnheiten entstehen jedoch vermehrt freie Radikale, die chronische Krankheiten verursachen und den Alterungsprozess beschleunigen können. Dem gilt es entgegenzuwirken.

Vitamin E

Vitamin E ist ebenfalls ein fettlösliches Vitamin und wichtiges Antioxidans. Es wird daher mit Erfolg bei der Behandlung von Rheuma eingesetzt. Auch bei der begleitenden Krebstherapie und zur Krebsvorsorge hat sich Vitamin E als immunstimulierend gut bewährt.

ANTIOXIDANZIEN

INFO

Die Aloe vera enthält in relativ geringen Mengen die Antioxidanzien Beta-Karotin, Vitamin A, E und C sowie Selen. Versorgen Sie Ihren Körper gezielt damit, zum Beispiel durch Aloe-vera-Saft oder -Gel, wenn Sie beispielsweise ...

... rauchen oder passiver Raucher sind (privat oder im Job),
... an einer viel befahrenen Straße wohnen oder arbeiten,
... vermehrt Smog ausgesetzt sind,
... körperlich gefordert sind und/oder regelmäßig Fitnesstraining betreiben,
... privat oder beruflich nervlich stark eingespannt sind,
... sich auf eine Prüfung vorbereiten,
... kreativ arbeiten,
... überbeanspruchte Haut haben oder
... dem Alterungsprozess entgegenwirken wollen.

Vitamin C

Da der Mensch Vitamin C nicht selbst bilden kann, muss er es mit der Nahrung aufnehmen. Die Aufgaben von Vitamin C sind vielfältig: Wohl am bekanntesten sind seine immunfördernden und antioxidativen Eigenschaften. Im Stoffwechsel der Haut, der Schleimhäute und des kollagenen Bindegewebes spielt es eine bedeutende Rolle. Es verbessert die Eisenresorption, wird für die Bildung von Neurotransmittern (Stoffe, die an den Nervenenden sitzen und Impulse weiterleiten) benötigt und ist an der Produktion von Carnitin beteiligt, einem körpereigenen Enzym, das auf die Herzmuskeltätigkeit wirkt. Auch sein positiver Einfluss auf Fettstoffwechsel, Cholesterinwert und Hormonhaushalt ist erwiesen.

B-Vitamine

Die Vitamine des B-Komplexes versorgen jede Zelle des Körpers mit Energie. Wie bei den Antioxidanzien auch benötigt Ihr Körper umso mehr Vitamin B, je mehr Stress er ausgesetzt ist. In diesem Fall ist es besonders empfehlenswert, mit Aloe vera die Vitamin-B-Ration zu sichern. Umso mehr, da in ihr die Vitamine als Verbund zum Tragen kommen und besonders wirkungsvoll sind.
B-Vitamine, die in der Aloe vera enthalten sind, können Ihnen helfen, wenn Sie

- schwache Nerven haben,
- Vegetarier oder Veganer sind,
- unter Essstörungen leiden,
- regelmäßig Medikamente einnehmen müssen (sprechen Sie vorher jedoch unbedingt mit Ihrem Arzt),
- die Pille nehmen,
- unter Leistungsdruck stehen oder
- schlecht einschlafen können.

Vorsicht: Wenn Sie schwanger sind, dürfen Sie keine Aloe verwenden, obwohl sie Folsäure enthält, für die in der Schwangerschaft ein erhöhter Bedarf besteht. Ihr Frauenarzt verschreibt Ihnen stattdessen ein entsprechendes Folsäurepräparat.

Cholin

Cholin ist eine dem Vitamin-B-Komplex verwandte Substanz, die vom Körper selbst hergestellt werden kann, wenn ihm die Aminosäure Methionin (siehe Seite 32) in ausreichendem Maß zur Verfügung steht. Es spielt eine wichtige Rolle bei der Stabilisierung der Zellmembranen.

Mineralstoffe und Spurenelemente

Wie die Vitamine sind auch die Mineralstoffe und Spurenelemente – anders als Kohlenhydrate, Eiweiße und Fette – keine Nährstoffe im eigentlichen Sinne. Dennoch sind sie unabdingbar für das geistige und körperliche Wohlbefinden und lebensnotwendig für die Funktionstüchtigkeit des Organismus. Im Filet der Aloe sind folgende Mineralstoffe enthalten:

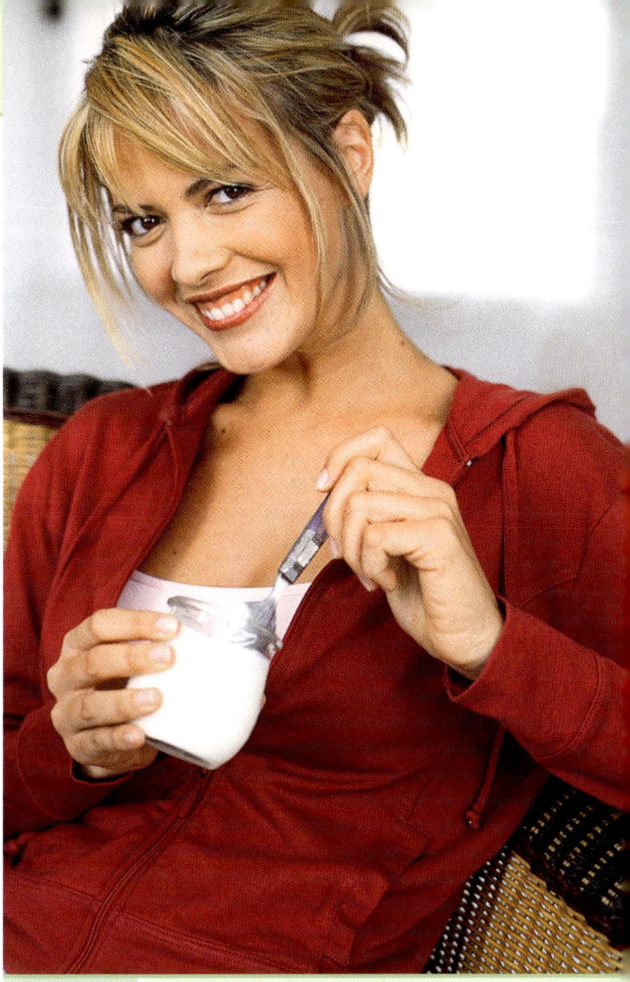

Auch wenn Sie sich ausgewogen ernähren, kann die Aloe zusätzliche Nährstoffe liefern.

Eisen

Eisen ist unter anderem wichtig für die Blutbildung und das Immunsystem. Wenn Sie unter einem Eisenmangel leiden, haben Sie meist eine blasse Haut und sind verstärkt anfällig für Infekte. Wie diese können aber auch ein chronisches Schwächegefühl, brüchiges Haar und Rillen in den Fingernägeln ein Hinweis auf ein mögliches Eisendefizit sein.

Kalium

Kalium ist wichtig für die Biosynthese von Eiweiß im Körper, für den Kohlenhydratstoffwechsel und die Energieproduktion. Es ist für die Erregbarkeit von Muskel- und Nervenzellen zuständig und wirkt auf den Herzmuskel ein.

Kalzium

Kalzium ist wesentlich an der Knochenbildung und der Gesundheit Ihrer Zähne beteiligt. Es spielt eine Rolle bei der Blutgerinnung, der Nervenreizleitung, bei Muskelwachstum und -kontraktion und ist wichtig für den Herzmuskel.

Der Mineralstoff aktiviert unterschiedliche Enzyme und hat Einfluss auf die Verwertung von Eisen. Ein Mangel kann sich in Muskelkrämpfen und Müdigkeit bis zu Herzrhythmusstörungen äußern und geht mit Osteoporose einher.

Kupfer

Kupfer ist nach Eisen und Zink das wichtigste Spurenelement für den Körper. Es stärkt das Immunsystem, beugt Entzündungen vor, sorgt für ein jugendlich-frisches, gesundes Hautbild und hilft gegen Cellulite. Zudem kann ohne die Hilfe von Kupfer Eisen nicht im Blut gebunden werden. Ein Kupfermangel kann daher zu Blutarmut führen.

Magnesium

Ebenfalls am Stoffwechsel der Muskulatur und am Aufbau von Knochen und Zähnen ist Magnesium beteiligt. Es aktiviert mehr als 300 Enzyme, dämpft die Erregbarkeit von Muskeln und Nerven und schützt vor Erkrankungen des Herzens und der Blutgefäße. Bei körperlicher und nervlicher Mehrbelastung tritt häufig ein Magnesiummangel auf. Deshalb wird Magnesium auch als »Stressmineral« bezeichnet und sollte dem Körper in Belastungssituationen zusätzlich zur Nahrung zugeführt werden.

Mangan

Mangan ist in zahlreichen Enzymen vorhanden und deshalb essenziell (lebensnotwendig) für viele Stoffwechselvorgänge. Es ist an der Bildung von Knochen- und Knorpelgewebe ebenso beteiligt wie bei der körpereigenen Synthese des Hormons Insulin.

Natrium

Der Mineralstoff Natrium reguliert den Wasser- sowie den Säure-Basen-Haushalt des Körpers. Darüber hinaus ist er an der Reizleitung von Nerven und Muskelzellen beteiligt.

Phosphor

Neben Kalzium ist Phosphor das mengenmäßig gesehen wichtigste Mineral. Der größte Teil wird zum Aufbau von Knochen und Zähnen benutzt. Außerdem kann der Körper ohne Phosphor keinerlei Energie aus anderen Nährstoffen erzeugen.

Selen

Das Antioxidans Selen wirkt entgiftend gegenüber langjährigen chronischen Belastungen mit Schwermetallen wie Blei, Kadmium und Quecksilber. Weil unsere Nahrungsmittel aufgrund der ausgelaugten Böden dieses Spurenelement kaum noch enthalten, ist eine regelmäßige Selenzufuhr durch Nahrungsergänzungsmittel überaus sinnvoll. Ein hochwertiger Aloe-vera-Saft kann dabei gut zur Versorgung beitragen, da die Böden der Mischkulturen, auf denen die Heilpflanze gedeiht, selenhaltig sind.

Zink

Zink ist Bestandteil von mehr als 70 Enzymen und beeinflusst den Kohlenhydrat- und den Vitamin-A-Stoffwechsel. Es fördert die Aufnahme der B-Vitamine und hat einen großen Einfluss auf das Immunsystem und die körpereigenen Heilprozesse unseres Organismus. Zugleich hemmt Zink Entzündungen und hält Haut, Haare sowie Nägel stabil und gesund. Darüber hinaus ist Zink wesentlich für die Funktion verschiedener Hormone zuständig, beispielsweise des Insulins, der Sexualhormone und der Schilddrüsenhormone.

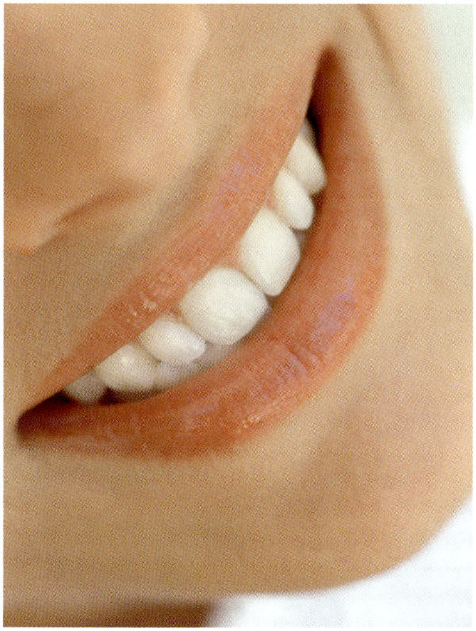

HABEN SIE AMALGAMFÜLLUNGEN?

WICHTIG !

Haben Sie eine oder mehrere Amalgamfüllungen, ist es ratsam, diese vom Zahnarzt schonend und sicher entfernen zu lassen, bevor Sie regelmäßig Selen oder selenhaltige Nahrungsergänzungsmittel zu sich nehmen. Denn entgiftende Substanzen wie Selen haben die Fähigkeit, Amalgam im Körper freizusetzen, und können deshalb jahrelang unbemerkt Amalgam aus den Zähnen »ziehen«, das sich an einer anderen Stelle im Körper einlagern kann – etwa im Bindegewebe oder in der Bauchspeicheldrüse.

Enzyme

Enzyme werden auch Katalysatoren genannt, weil sie im Körper chemische Reaktionen in Gang setzen, beschleunigen oder hemmen. Die bekanntesten Enzyme der Aloe vera wirken sich günstig auf die Darmtätigkeit aus, so dass die Aufschlüsselung der Nahrung im Körper und ihre Aufnahme verbessert werden. Das Enzym Bradykinase, das im Blattinneren enthalten ist, wirkt ebenso wie die in der Aloe vera enthaltene Salicylsäure schmerzstillend, beruhigend und wundheilend.

Aminosäuren

Aminosäuren benötigt unser Körper, um körpereigene Eiweiße aufzubauen. Es gibt zehn essenzielle Aminosäuren, die der Körper nicht selbst herstellen kann und die ihm deshalb mit der Nahrung zugeführt werden müssen, und zehn nicht essenzielle Aminosäuren. Alle zwanzig konnten in der Aloe nachgewiesen werden. Im Folgenden werden die wichtigsten genannt.

- **Histidin** ist an der Bildung der roten und weißen Blutkörperchen beteiligt. Es wirkt blutdrucksenkend, steigert die Säurebildung im Magen und ist bei allergischen Reaktionen als Mediator (Überträgerstoff) beteiligt.
- **Isoleucin** regelt das Stickstoffgleichgewicht im Körper.
- **Leucin** sorgt für die Spannkraft der Muskulatur und die Energiegewinnung des gesamten Organismus.
- **Lysin** ist Grundbaustoff für Antikörper und tut den Gefäßen gut. Ein Mangel bewirkt Müdigkeit und Konzentrationsschwäche.
- **Methionin** unterstützt die Entgiftung von Leber und Niere.
- **Phenylalanin** wird von der Schilddrüse zur Bildung von Thyroxin benötigt. Es hilft bei Gedächtnisstörungen, Migräne und Depressionen.
- **Threonin** trägt zu Immunregulation und Energiegewinnung bei.
- **Tryptophan** hat den Charakter eines Provitamins (Vorstufe des Vitamins) und wandelt Nicotinsäure um. Es löst darüber hinaus die Biosynthese von Serotonin und Melatonin aus, die entspannend und beruhigend auf den Gesamtorganismus wirken.
- **Valin** sorgt ebenso wie Leucin für die Spannkraft der Muskulatur und die Energiegewinnung.

Sekundäre Pflanzenstoffe

Sekundäre Pflanzenstoffe (SPS) kommen nur in bestimmten Pflanzen und auch dort nur in winzigen Mengen vor. Sie wirken gegen Krankheitserreger, schützen vor Krebs, bekämpfen die freien Radikale und stärken die körpereigene Immunabwehr. Die in der Aloe vera enthaltenen SPS sind:

- **Lignine** – Ballaststoffe, die die Verdauung anregen.
- **Salicylsäure** – ein natürliches Schmerzmittel, das synthetisch auch im Aspirin enthalten ist. Es wirkt fiebersenkend und entzündungshemmend.
- **Steroide** – cholesterinähnliche Substanzen, die entzündungshemmend wirken.
- **Prostagladine** – hormonähnliche Substanzen, die an einer Vielzahl von Stoffwechselprozessen im Körper beteiligt sind – unter anderem auch beim Stoffwechsel der Hautzelle.
- **Tannine** (Gerbstoffe), die Entzündungen und Infektionen hemmen. Sie sind verantwortlich dafür, dass die Aloe bei Verletzung die Poren schließt und den Sekretausfluss einstellt. Tannine entziehen Bakterien den Nährboden, indem sie Eiweißstoffe der Haut und Schleimhäute binden.
- **Anthraglykoside** – bakterientötende abführende Substanzen in der Blattrinde, zu denen auch das Aloin gehört.
- **Katechine** – eine Gruppe der Flavonoide, die den Blutdruck normalisieren und antibakteriell wirken.
- **Bitterstoffe,** die außer in der Rinde geringfügig auch im Gel enthalten sind und die Verdauung anregen.

Bioflavonoide

Die in der Aloe enthaltenen Flavonoide (ebenfalls SPS) unterstützen im menschlichen Organsimus die Aufnahme von Nahrungsbestandteilen (etwa der Vitamine) und erhöhen so die Bioverfügbarkeit von Lebensmitteln.

Unter Bioverfügbarkeit versteht man die Menge eines Nährstoffs, die vom Körper tatsächlich aufgenommen und zu den Körperzellen transportiert wird. Sie ist meist niedriger als die mit der Nahrung zugeführte Menge. Toxische Ablagerungen in der Darmschleimhaut, eine gestörte Darmflora, chronische Erkrankungen (vor allem des Verdauungstrakts) verringern die tatsächliche Nährstoffaufnahme. Die Wirkstoffe der Aloe besitzen in ihrer Kombination eine größere Bioverfügbarkeit als isolierte Vitamine und Mineralstoffe in Tablettenform.

Der Stand der Forschung

Mit wachsendem Interesse an der Wirksamkeit der Aloe vera nimmt auch die Zahl der Forschungen zu. Dabei lassen sich zwei Methoden unterscheiden:

- Klinische Studien, die an Menschen vorgenommen werden. Bei diesen Tests wird die Wirksamkeit eines Arzneimittels geprüft.
- Untersuchungen im Labor. Die experimentellen Studien werden an Zellkulturen oder an Tieren vorgenommen, um Erkenntnisse zur jeweiligen Wirkung eines Arzneistoffs zu gewinnen. Die nachgewiesenen Effekte müssen aber nicht zwingend mit der klinischen Wirksamkeit auf Menschen übereinstimmen.

Klinische Studien

In den USA und Thailand wurden erfolgreich mehrere neue klinische Studien über die Wirksamkeit äußerlich aufgetragener Aloe vera bei entzündlichen Hauterkrankungen, Wunden, Verbrennungen, Sonnenbrand, Erfrierungen, Akne und Insektenstichen durchgeführt.

Seit 2002 wird in einer Studie des Morriston-Hospitals in London an 250 Probanden die Wirkung von Aloe-vera-Gel bei innerlicher Einnahme auf das so genannte Reizdarmsyndrom getestet.

In Deutschland gibt es klinische Erfahrungsberichte über den wirkungsvollen Einsatz von Aloe vera vor, während und nach Chemo- und Bestrahlungstherapie – zur besseren Wundheilung und gegen die Nebenwirkungen auf die inneren Schleimhäute. Zudem liegen verschiedene Erfahrungsberichte von Ärzten über den Einsatz von Aloe vera bei Diabetes mellitus I vor: Nach dreimonatiger regelmäßiger Einnahme eines hochwertigen Aloe-vera-Saftes konnte die Tagesdosis beim insulinpflichtigen Diabetes um etwa 20 Prozent verringert werden. Bei gleichzeitiger äußerlicher Anwendung von Aloe klang Juckreiz ab und offene Hautstellen am Fuß heilten.

Über die Wirkung einer spezifischen Gruppe von Polysacchariden in der Aloe vera, die Einfluss auf Tumorzellen haben, wurde in Japan geforscht. In diesem Zusammenhang werden inzwischen Studien in Deutschland, England, Frankreich, Skandinavien, Japan und den USA durchgeführt.

Forscher der »Barts and London School of Medicine and Dentistry« stellten fest, dass Aloe vera bei innerlicher Anwendung die Heilung von Geschwüren fördert. Man ist zuversichtlich, dass Aloe auch bei der Behandlung von Ausschlag hilft, der als Nebenwirkung von entzündungshemmenden Medikamenten auftreten kann.

GESUNDE ALOE

Eine Freundin hat an ihrer Aloe-Zimmerpflanze Schädlinge entdeckt. Muss sie die Pflanze nun wegwerfen?

Obwohl die Aloe vera im Allgemeinen nicht sehr anfällig für Schädlinge ist, kann es in Haus oder Wohnung aufgrund des veränderten Lebensraums zu einer »Immunschwäche« kommen. Wenn sich Fadenwürmer in der Erde des Topfes ausgebreitet und die Wurzeln befallen haben, ist leider jede Hilfe zu spät, und es bleibt Ihnen nichts anderes mehr übrig, als die ganze Pflanze zu vernichten. Läuse und Milben können Sie dagegen bekämpfen: Sprühen Sie Wasser auf die befallenen Blattstellen und setzen Sie die Aloe zwei Stunden der direkten Sonne aus. Kochen Sie außerdem eine Knoblauchzehe fünf Minuten in einem halben Liter Wasser. Nach dem Abkühlen besprühen Sie die Aloe täglich mit dem Sud. Oder mischen Sie zwei Teelöffel Schmierseife, einen Teelöffel Wasser und drei Tropfen ätherisches Teebaumöl und streichen Sie das Ganze mit einem Pinsel dünn auf die Blätter auf. Regelmäßig wiederholen.

Stimmt es, dass eine Aloe-Zimmerpflanze das Raumklima positiv beeinflussen kann?

Ja, denn die Aloe hat die Fähigkeit, Formaldehyd (meist Altlasten in Fußbodenbelägen, Möbeln aus Spanplatten und Altanstrichen) aus der Raumluft zu binden. Allerdings lagert sich der Giftstoff in den Blättern ab, weshalb eine solche Pflanze zur Behandlung von Beschwerden ungeeignet ist. Erste-Hilfe-Pflanzen sollten daher immer in formaldehydfreien Räumen stehen.

Warum sind Aloe-Säfte in Glasflaschen besser als solche in Plastikgefäßen?

Die Abfüllung in ein Plastikgefäß kann zu chemischen Wechselwirkungen zwischen den Wirkstoffen der Aloe und dem Kunststoff führen, die die Qualität des Produkts mindern. Durch Konservierungsstoffe wird dies noch intensiviert.

Ich habe während meines Spanienurlaubs gesehen, wie Frauen die Blätter einer Aloe-Pflanze abbrachen und sich damit einrieben. Was nützt das?

Das Aloe-Gel ist zwar kein natürlicher Sonnenschutz. Aber es versorgt die Haut mit einer Extraportion Feuchtigkeit und schützt sie so vor dem Austrocknen. Machen Sie es also den Einheimischen bei Ihrem nächsten Urlaub ruhig nach: Brechen Sie auf dem Weg zum Strand ein Aloe-Blatt ab und tragen Sie das frische Gel auf Ihre Haut auf. Vorsicht: Aloin kann Flecken auf der Kleidung verursachen.

Gebräuchliche Darreichungsformen

Nach den USA hat die Aloe vera auch in Deutschland Einzug in die Lebensmittel-, Nahrungsergänzungsmittel- und Kosmetikindustrie gehalten. Allerdings handelt es sich bei den angebotenen Waren keineswegs immer um hochwertige oder gar reine Aloe-vera-Produkte. Nicht selten soll allein der Name der Heilpflanze zur Absatz- und Umsatzsteigerung herhalten – auch wenn die Aloe objektiv betrachtet nur einen minimalen Prozentsatz des eigentlichen Produkts ausmacht und ihre Wirksamkeit durch Herstellungsverfahren und Konservierung stark beeinträchtigt wenn nicht gar ganz zerstört wurde. Inzwischen gibt es sogar Joghurts mit Aloe-vera-Gel-Stückchen. Geschmacklich bringen diese keine große Veränderung, und ob sie nach Verarbeitung und Haltbarmachung des Milchprodukts noch die Vitalstoffe der Aloe enthalten, darf zu Recht bezweifelt werden.

Für die Hautpflege eignet sich Aloe vera ebenso wie zur Behandlung von Krankheiten.

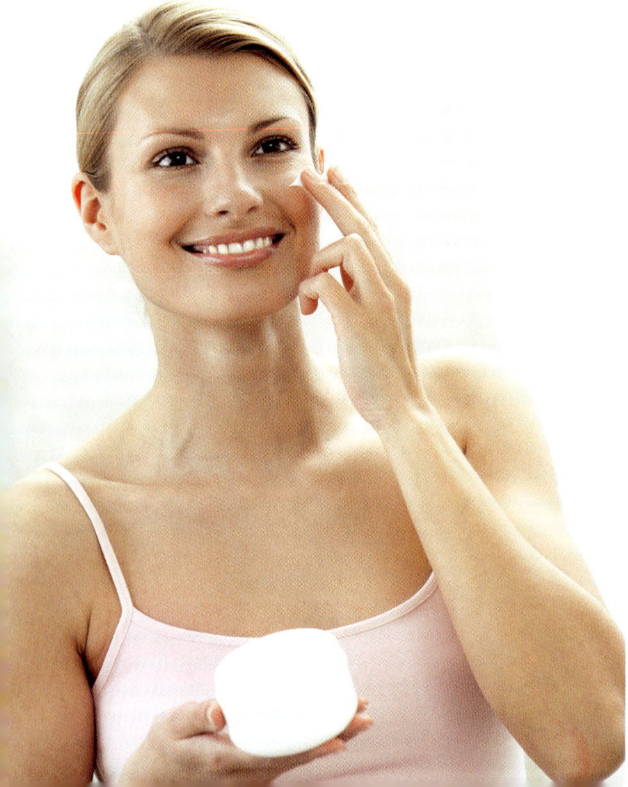

Aloe-Gel

Das Aloe-vera-Gel ist im pharmazeutischen Sinn kein Gel, sondern eine gelartige Substanz, bei der der konservierte Saft um das 10- bis 40fache eingedickt wurde und aufgrund des hohen Gehalts an Heteropolysacchariden und seiner physikalischen Eigenschaften als »Gel« bezeichnet wird. Aloe-vera-Gel wird nur äußerlich auf der Haut angewendet, zum Beispiel bei Hauterkrankungen wie Akne oder Neurodermitis, bei Verletzungen, Brandwunden, Sonnenbrand und Insektenstichen. Auch in der Kosmetik wird vom Gel Gebrauch gemacht. Einige US-Firmen nennen den Aloe-Saft zur inneren Einnahme »Gel«.

Aloe-vera-Saft

Aloe-vera-Saft gibt es in verschiedenen Abfüllungen: von 250-Milliliter-Flaschen bis zu direkt aus den USA importierten Gallonen (rund vier Liter). Aussehen, Konsistenz und Geschmack variieren je nach Anbau, Verarbeitung und Haltbarmachung der Aloe vera stark. Einige Hersteller mischen den Aloe-Saft mit Fruchtaromen oder Fruchtsäften, andere Säfte werden aus Konzentrat hergestellt, wobei das Verhältnis von Aloe vera zu Wasser 1:9 beträgt. So genannte Aloe-vera-Fertigdrinks enthalten nur einen geringen Anteil an Aloe vera und sind eigentlich Fruchtsäfte, denen Aloe allein aus geschmacklichen Gründen oder zur besseren Absatzsteigerung beigemengt wurde. Ein ernst zu nehmendes Nahrungsergänzungsmittel sind solche »Säfte« nicht.

Öle mit Aloe vera

Die Aloe vera selbst enthält kein Öl, weshalb Sie ihr bei der äußeren Anwendung zur Hautpflege ein Öl als Trägersubstanz zugeben müssen, um die Wirkstoffe in die Haut zu transportieren. Dazu zerdrücken Sie die Pflanzenteile mit einer Gabel in Basisöl – zum Beispiel Jojoba-, Sesam- oder Klettensamenöl – und erhalten ein so genanntes Mazerat. Dieses ist sofort anwendbar und sollte stets frisch zubereitet werden. Im Handel befindliche Aloe-vera-Öle sind meist mit Duft- und Konservierungsstoffen angereichert, weshalb ein kritischer Blick auf das Etikett zu empfehlen ist.

Aloe-Tinktur

Für die Aloe-vera-Tinktur wird das Gel mit 70-prozentigem Alkohol im Verhältnis 1:10 gemischt. Die Tinktur dient der desinfizierenden Mundpflege oder der Hautberuhigung nach der Rasur. Doch Vorsicht: Wenn Sie empfindliche oder wunde Haut haben, ist von der Verwendung aufgrund des hohen Alkoholgehalts abzuraten.

INFO

SO LANGE HÄLT DER SAFT

Lagern Sie angebrochene Saftflaschen ohne Konservierungsstoffe im Kühlschrank und verbrauchen Sie sie innerhalb von zwei Wochen. Aloe-vera-Säfte, denen Konservierungsstoffe beigemischt wurden, sind im geöffneten Zustand bis zu einem halben Jahr haltbar.

Aloe-Pflegecremes für Gesicht, Körper und Füße

Für Cremes wird das Aloe-vera-Gel mit Fetten, Emulgatoren und Duftstoffen vermischt. Dass es sich dabei nicht selten um synthetische Duftstoffe handelt, davon zeugt der häufig eher unnatürliche Geruch. Nicht jedem Anbieter gelingt es, eine angenehme Creme mit Aloe vera anzumischen. Manchmal ziehen dic Cremes nicht gut in die Haut ein oder fühlen sich seifig, fast klebrig an, so dass nach der Anwendung ein Spannungsgefühl auf der Haut bleibt.

Gesichtslotion

Im Vergleich zu Gesichtcremes und Körpermilch enthält die Gesichtsmilch in der Regel den geringsten Fettanteil.

Körperlotionen

Eine Körpermilch ist weniger fetthaltig als eine Creme, aber fetthaltiger als eine Gesichtslotion. Denn das Gesicht ist das talgreichste Areal des Körpers. Ein Tipp: Wenn Sie die Körperlotion auf behaarte Körperstellen auftragen, empfiehlt es sich, sie mit Gesichtslotion zu mischen.

INFO

HOCHWERTIGE KOSMETIKA

Auch in der Kosmetikindustrie ist das Verfahren des Trocknens oder Eindickens zu einem Konzentrat gang und gäbe. Nicht selten beträgt dadurch der Aloe-vera-Anteil in Produkten, die plakativ mit der Heilpflanze werben, gerade einmal ein bis zwei Prozent. Der Wasseranteil liegt dagegen meist bei rund 80 Prozent, der Rest sind Emulgatoren und Duftstoffe. Daher ist es wichtig, sich genau über den Anbieter und seine Qualitätsansprüche zu informieren. Hersteller qualitativ hochwertiger Aloe-vera-Kosmetik finden Sie auf Seite 123.

Gesichtsmaske, Anti-Falten-Ampullen und Gesichtswasser

Bei der Spezialpflege für das Gesicht ist es besonders wichtig, auf hochwertige Produkte zu achten, die einen hohen Aloe-vera-Anteil gewährleisten. Als Basis sollte nicht Wasser, sondern stets Aloe-vera-Saft dienen. Denn dieser kann sehr viel schneller in die Haut eindringen als Wasser und sie daher rascher mit Feuchtigkeit versorgen.

Aloe-Sonnenschutzprodukte

Gerade wenn Sie im Süden Urlaub machen, wird die Haut oft unbedacht stundenlang starker und ständiger Sonnenbestrahlung ausgesetzt. Da braucht es neben einer Sonnencreme mit hohem Lichtschutzfaktor auch ein pflegendes After-Sun-Produkt. Packen Sie daher ein gutes Aloe-vera-Gel und einen hochwertigen Sonnenschutz aus Aloe vera ein. Ein Plus: Die natürlichen Aloe-vera-Produkte sind weitaus ergiebiger als herkömmliche Sonnenkosmetik, schützen länger und sind zudem wasserabweisend. Darüber hinaus leisten Sie mit natürlichem Sonnenschutz einen wesentlichen Beitrag zum Umweltschutz.

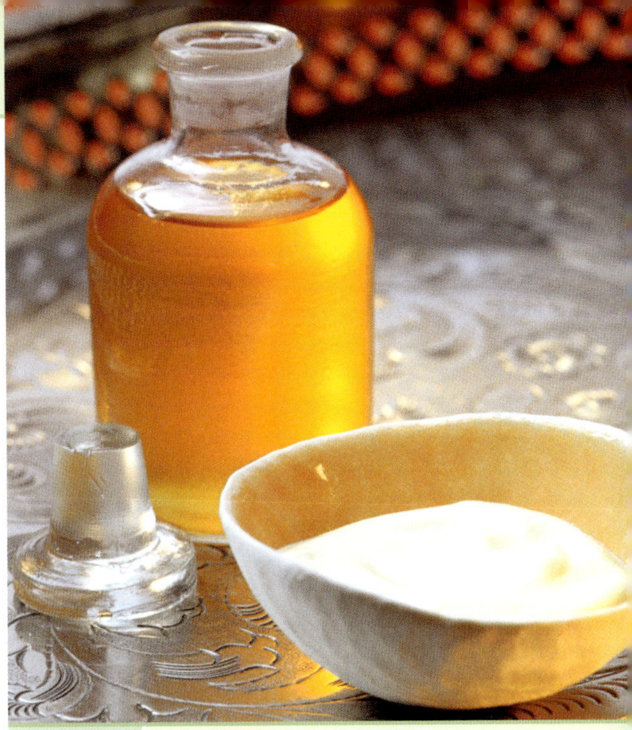

› Für Pflegeprodukte müssen der ölfreien Aloe natürliche Öle zugesetzt werden.

Aloe-Mundwasser und -Zahncreme

Aloe-vera-Mundwasser kann im akuten Notfall Zahnfleischentzündungen zum Abschwellen bringen und wirkt darüber hinaus desinfizierend bei Infektionen der Mundschleimhaut. Als tägliche Pflege schützt Aloe-Zahncreme den Mund vor Entzündungen und Infektionen.

Aloe-Shampoo, -Haarspülung und -Packung

Wegen der ursprünglich gelartigen und klebrigen Konsistenz der Aloe vera müssen Shampoo und ähnlichen Produkten seifen- und schaumbildende Substanzen zugesetzt werden, die überwiegend synthetischen Ursprungs sind. Wie wirksam die Inhaltsstoffe der Aloe vera in Haarprodukten sind, hängt daher – wie bei allen Kosmetikerzeugnissen – wesentlich von den Zusatzstoffen und der Herstellungsweise ab.

Aloe-vera-Spray

Unterschiedliche Hersteller bieten ein Aloe-Spray an, das bei Verletzungen und Verbrennungen schmerzlindernd wirken soll. Es eignet sich auch, um Haustiere zu verarzten (etwa bei Biss- und Kratzwunden), und hilft bei stumpfem Fell.

Aloe-Kapseln

Aloe-vera-Kapseln werden durch Wasserentzug mittels Trocknungsverfahren hergestellt und enthalten nur noch einen Bruchteil der Wirkstoffe. Die Einnahme ist nicht empfehlenswert. Eine Ausnahme bilden Kapseln, bei denen die Blattfilets im Ganzen gefriergetrocknet wurden und die keine Zusatzstoffe enthalten.

Homöopathische Aloe-Zubereitung und Injektionslösung

Für medizinische Anwendungen gibt es Aloe als homöopathische Potenz sowie für den Einsatz mit biogen stimulierter Aloe auch in Form von Injektionslösungen (siehe Seite 95 ff.). Es handelt sich dabei um Präparate der Aloe capensis.

Aloe-vera-Frischblatt

Das Frischblatt ist Ausgangsstoff für selbst gemachte Kosmetik und die innerliche und äußerliche Selbstanwendung. Es gibt – je nach Bodenbeschaffenheit, Sonneneinwirkung und Anbauweise – große Qualitätsunterschiede, was sich im Gewicht der Blätter ebenso widerspiegelt wie in der Feuchtigkeit, der Konsistenz und dem Nährstoffgehalt ihres Gels. Den Unterschied können Sie spüren und riechen: Blätter, die aus einer Monokulturplantage stammen, sind flacher, breiter und härter, weil ihr Gelanteil geringer ist. Sie riechen außerdem leicht harzig, im Gegensatz zu Blättern einer Aloe, die in Mischkultur gewachsen ist: Diese fühlen sich prall und elastisch an. Künstlich gedüngte Blätter können zwar auch üppig aussehen, doch das liegt überwiegend an Wassereinlagerungen, nicht am Vitalstoffgehalt. Empfehlenswert sind daher Blätter aus kontrolliert biologischem Anbau. Sie vertragen weder extreme Hitze noch Kälte und dürfen nicht in Plastik, sondern nur in Küchenkrepp gewickelt werden.

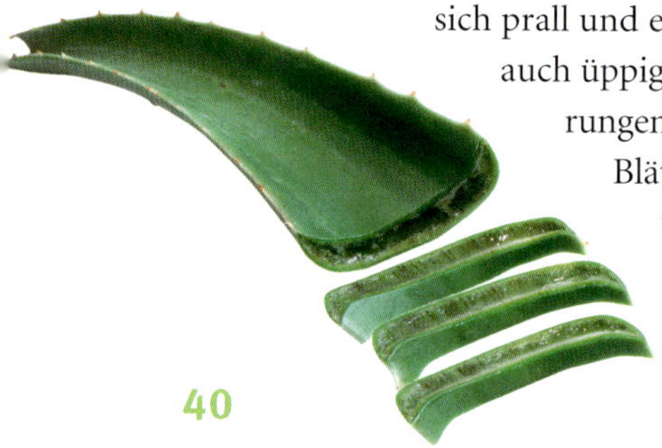

Darauf sollten Sie beim Kauf achten

Aloe-vera-Produkte – egal ob Nahrungsergänzung oder Kosmetika – sind in der Apotheke, im Reformhaus und Bioladen, immer öfter auch im Supermarkt, über den Internethandel, so genannte Strukturvertriebe oder auf dem Postweg direkt vom Hersteller erhältlich. Das Wichtigste beim Kauf ist, die Herstellerangaben auf dem Etikett oder in den Produktinformationen genau zu lesen. Denn oft werden duch bloße »Worthülsen« falsche Assoziationen geweckt, die den Kunden eher manipulieren anstatt zu informieren. Auch der Preis für ein Aloe-vera-Produkt kann sehr unterschiedlich sein – die Spanne reicht von einem Euro pro Tag bis zum beinahe Vierfachen.

Der Internetversandhandel

Auch wenn im Internet mit günstigen Preisen geworben und die Ware werbewirksam angepriesen wird, was beim Verbraucher schnell Assoziationen von Gesundheit und reinen Herstellungsverfahren weckt: Vorsicht ist geboten. Selbst wenn Sie sich die Mühe machen, den Anbieter via E-Mail um eine Auskunft bezüglich der Anbau-, Ernte- und Herstellungsweise zu befragen – glauben Sie nicht immer, was man Ihnen antworten wird. Viele Verkäufer wissen selbst nicht genau Bescheid. Und leider gibt es immer wieder skrupellose Geschäftemacher, die nur ihre Waren absetzen wollen und vor Falschdeklarationen nicht zurückschrecken.

Der Strukturvertrieb (Network-Marketing)

Aloe-vera-Produkte aus den USA sind in Deutschland hauptsächlich über so genannte Strukturvertriebe erhältlich. Der Nachteil dieser Organisationen ist, dass Sie als Käufer nicht nur für das Produkt bezahlen, sondern auch die Gewinnspanne mehrerer Verkäufer begleichen, die

INFO: HOCHWERTIGER ALOE-SAFT ZUR INNEREN EINNAHME

Die wichtigsten Eigenschaften eines guten Aloe-vera-Saftes sind:

- Enthält kein Wasser
- Enthält keine Zitronensäure
- Enthält keine Konservierungsstoffe
- Nicht aus dem ganzen Blatt hergestellt
- Bio-zertifiziert

prozentual am Umsatz beteiligt sind. Das macht die Produkte im Verhältnis zur Qualität teuer. Ein weiterer Nachteil ist, dass viele Verkäufer medizinische Laien sind, denen in puncto Heilwirkungen und Gesundheitsvorsorge die fachliche Kompetenz fehlt. Aber es gibt auch Ärzte und Heilpraktiker, die amerikanische Aloe-vera-Produkte verkaufen. Hinsichtlich ihrer Kompetenz sollten Sie prüfen:

- Haben Arzt oder Heilpraktiker langjährige Praxiserfahrung mit Aloe vera?
- Konnten sie damit auch solchen Patienten helfen, deren Beschwerden sich mit herkömmlicher Medikation nicht verbesserten?
- Oder soll durch den Verkauf von Aloe-vera-Produkten aus dem Strukturvertrieb die Praxis finanziell bezuschusst werden? Dann ist Vorsicht geboten.

  Denn die Heilkunst wird gefährdet, wenn Verkaufsinteressen im Spiel sind.

Fragen Sie daher einen Arzt oder Heilpraktiker, der Ihnen Aloe vera verkaufen will, nach seiner Motivation. Die einfachste und beste Lösung wäre, der Arzt würde ohne Umsatzbeteiligung mit einem Strukturvertrieb zusammenarbeiten und Ihnen diesen empfehlen. So würde er sich seine Unabhängigkeit bewahren und nicht in Konkurrenz zu Apotheken treten.

WICHTIG !

ETIKETTEN UND SIEGEL

Egal, wo Sie Ihr Aloe-vera-Produkt kaufen – ein Produkt mit folgenden »Produktinformationen« gaukelt vor, mehr zu sein, als es ist.

- »Aqua«: Das Produkt ist aus sprüh- oder gefriergetrocknetem Konzentrat hergestellt und wieder mit Wasser ergänzt worden.
- Presssaft: Laut Fruchtsaftverordnung ist der Begriff »Presssaft« nicht definiert, es kann sich also auch um einen Saft aus Konzentrat handeln. Nur »Direktsaft« ist tatsächlich reiner Pflanzensaft.
- IASC-Siegel: Es ist überhaupt Aloe vera im Produkt enthalten, jedoch ohne Garantie für einen Mindestbestandteil (siehe Seite 21).

Nur das staatliche Öko-Qualitätssiegel (rechts) in Verbindung mit der Öko-Kontrollnummer auf dem Produktetikett garantiert einem Aloe-vera-Produkt 100 Prozent biologische Qualität. Es ist das einzige aussagekräftige Siegel.

INTERVIEW MIT PROF. DR. DR. H.C. HEINZ SCHILCHER

Prof. Dr. Dr. h. c. Heinz Schilcher ist Ehrenpräsident des Zentralverbandes der Ärzte für Naturheilverfahren und Regulationsmedizin e. V. Seit Jahren kämpft er unermüdlich für ein tolerantes Nebeneinander von chemisch-synthetischen und pflanzlichen Arzneimitteln.

DIE ALOE VERA ALS HEILMITTEL

Würden Sie einem Apotheker dazu raten, Aloe-vera-Produkte anzubieten?

Das kommt ganz auf die Verwendung an. Ich habe nichts einzuwenden bei der äußerlichen Anwendung von Aloe-vera-Produkten. Ich habe persönlich gute Erfahrungen mit Aloe-vera-Zellsaft gemacht. In meinem Hause befinden sich zwei Aloe-Pflanzen. Bei Bedarf schneide ich ein Blatt ab und trage den heraustropfenden Zellsaft auf die verwundete oder entzündete Haut auf. Diese Methode ist sicherlich stärker wirksam als die Verwendung eines Aloe-vera-Gels aus dem Handel, da im Zellsaft auch die pharmakologisch äußerst aktiven Anthranoide enthalten sind, die im fertigen Produkt fehlen.

Und was halten Sie davon, Aloe vera als Saft innerlich einzunehmen?

Dieser Anwendung stehe ich kritisch gegenüber. In erster Linie, wenn keine Analyse über den Gehalt an Anthranoiden vorliegt. Diese bitter schmeckenden Naturstoffe aus dem Blattäußeren wirken nicht nur stark abführend, sondern können sich auch negativ auf die Funktion des Darms, des Herz-Kreislauf-Systems und der Muskeln auswirken. In der Schwangerschaft kann es durch das enthaltene Aloin sogar zu einer Fehlgeburt kommen. Auch in der Stillzeit ist – vor allem von der innerlichen – Aloe-Anwendung abzuraten, ebenso wie während der Menstruation.

In Ihrem neusten Buch »Leitfaden Phytotherapie« geht es um Heilpflanzen und ihren Anwendungsbereich. Was war Ihre Intention?

In diesem Buch versuchen Frau Dr. Kammerer und ich das wissenschaftliche Erkenntnismaterial mit den Ergebnissen der Erfahrungsheilkunde zu verbinden. Die von uns empfohlenen pflanzlichen Arzneimittel – unter anderem auch die Aloe als kurzfristig anzuwendendes Abführmittel – und Teerezepturen werden auch von der so genannten Schulmedizin mitgetragen und verordnet. Leider erstatten die gesetzlichen Kassen pflanzliche Arzneimittel seit 2004 nicht mehr.

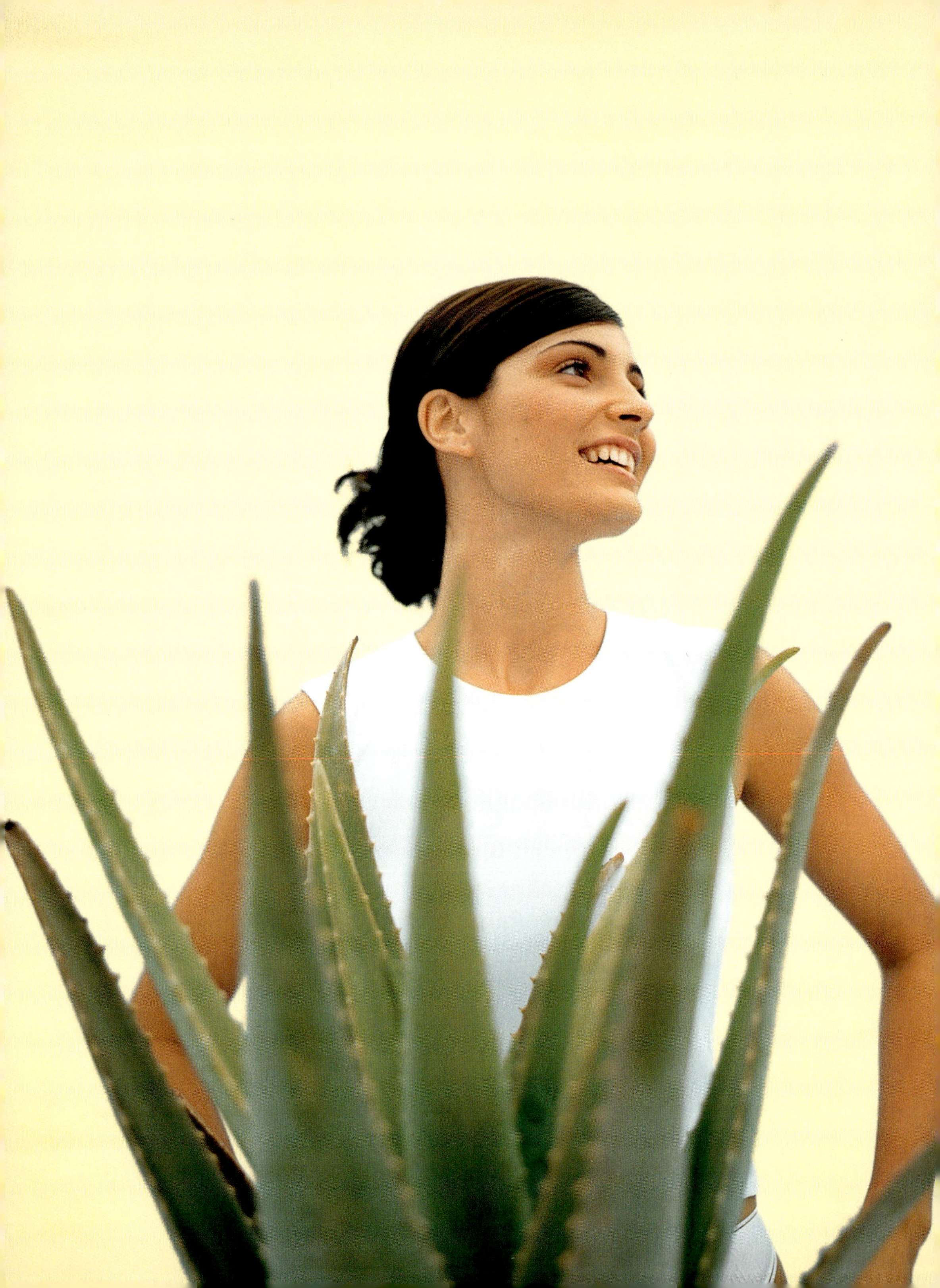

Rundum gesund mit Aloe vera

»Weniger ist mehr« lautet auch bei Heilpflanzen die Devise. Dieselbe Botschaft wohnt der »Königin der Pflanzen« inne, die mit einigen wirkungsvollen Inhaltsstoffen bei vielen Beschwerden Hilfe verspricht. So wird die Aloe seit Jahrtausenden bei den unterschiedlichsten gesundheitlichen Störungen eingesetzt. Auch zur Behandlung heutiger Zivilisationskrankheiten wie Allergien oder Diabetes hat sie sich bestens bewährt.

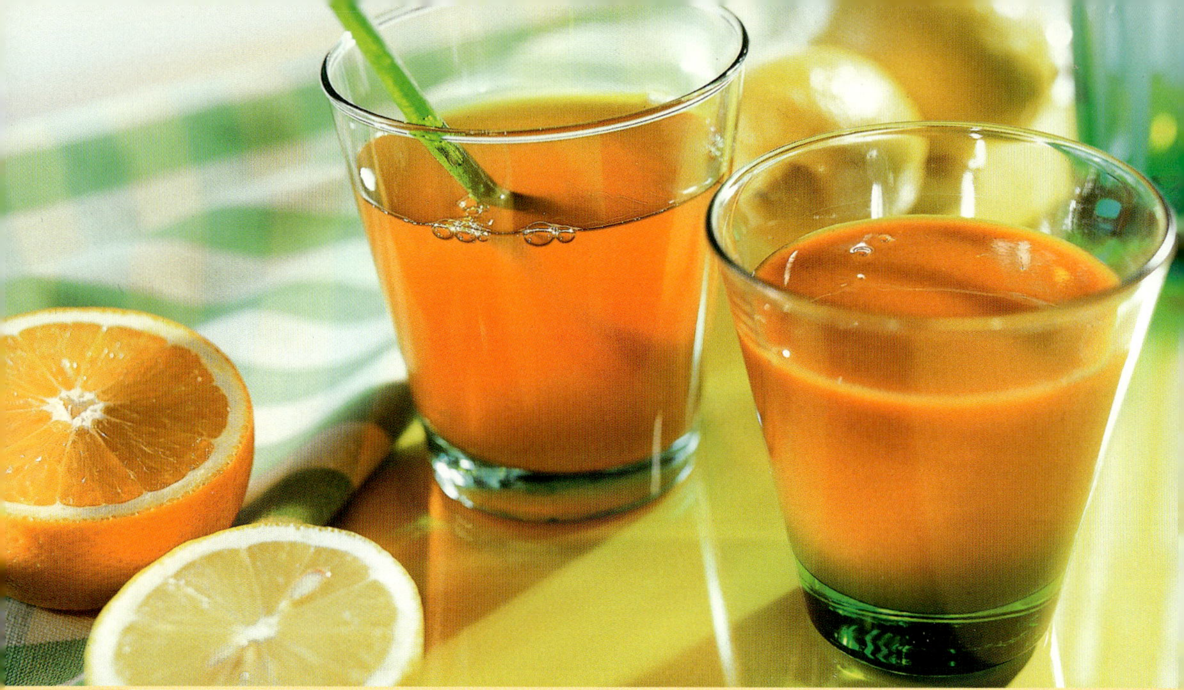

Aloe vera in der Gesundheitsvorsorge

Auch wenn Sie sich bewusst und gesund ernähren, wenn Ihr Tisch abwechslungsreich mit Obst und Gemüse gedeckt ist, können Sie nicht sicher sein, dass Sie Ihren Körper immer ausreichend mit all jenen Nährstoffen versorgen, die er braucht, um gesund und leistungsfähig zu sein. Vorgaben für Mindest- und Höchstwerte an benötigten Nährstoffen sind mit Vorsicht zu genießen. Denn was wir brauchen, hängt von den individuellen Veranlagungen und Lebensgewohnheiten ab. Ganz abgesehen davon, dass sich die Empfehlungen der Deutschen Gesellschaft für Ernährung (DGE) an gesunde Menschen richten und Patienten mit besonderem Nährstoffbedarf nicht berücksichtigen. Dennoch ist unumstritten, dass unsere Nahrungsmittel immer mehr an Wert verlieren. Wie nährstoffarm sie inzwischen geworden sind, sehen Sie zum Beispiel an einer der Empfehlungen der DGE: Fünfmal täglich Obst oder Gemüse zu essen, um Defizite im Nährstoffgehalt auszugleichen – und das ist im Alltag leichter gesagt als getan.

Woher kommt der Nährstoffmangel?

Der Prozess scheint sich nicht aufhalten zu lassen: Unsere Lebensmittel werden immer ärmer an wichtigen Inhaltsstoffen. Die Ursachen für den Mangel an Vitaminen, Mineralstoffen, Enzymen und anderen lebenswichtigen Nährstoffen sind äußerst vielfältig. Die Gründe dafür können ebenso in der Herstellung der Nahrungsmittel liegen wie in der Lagerung. Aber auch Ihre persönlichen Ernährungs- und Lebensgewohnheiten können dazu beitragen, dass Ihr Körper nicht ausreichend mit dem Nötigen versorgt wird – ebenso wie eine verminderte Resorptionsfähigkeit (Aufnahmevermögen).

Vorzeitige Ernte

Es ist hinlänglich bekannt, dass Früchte und Gemüse aus fernen Ländern in den meisten Fällen geerntet werden, ehe sie ganz reif sind, damit sie den Transport »unbeschadet« überstehen. Leider reifen die wenigsten Sorten während der Reise oder vor Ort (ausreichend) nach. Und das äußert sich nicht nur im Geschmack, sondern eben auch in einem verminderten Nährstoffgehalt. Um dieses Dilemma zu umgehen, empfiehlt es sich, beim täglichen Einkauf vorwiegend auf Saisonware und auf Produkte aus heimischer Ernte zurückzugreifen.

Schlechte Bodenbeschaffenheit

Die Böden, auf denen unser Gemüse wächst und Obst angebaut wird, sind häufig ausgelaugt, alkaliarm und stickstoffhaltig. Das wirkt sich auch auf den Nährstoffgehalt aus. Eine gute Alternative sind Waren aus biologischem Anbau.

Unsachgemäße Lagerung

In den Lagerhallen, wo Gemüse und Obst nach der Ernte auf den Transport warten, herrschen nicht selten katastrophale Zustände: Von schimmeligen Wänden gelangen Pilzsporen in die Transportsäcke (was vor allem bei Nüssen und Getreide häufig der Fall ist). In Ländern mit feuchtwarmem Klima können zudem Bakterien die gelagerten Lebensmittel verunreinigen.

»Verseuchte« Nahrungsmittel

Überdüngung, Fische aus belasteten Gewässern, Vollkorn, das mit quecksilberhaltigen Fungiziden behandelt wurde: Es gibt unzählige Beispiele dafür, wie sich Umweltverschmutzung und falsche Behandlung auf den Schadstoffgehalt in unseren Lebensmitteln auswirken. Auch in diesem Fall sind Sie sicherer beraten, wenn Sie sich für Produkte aus ökologischem Anbau entscheiden, der auf künstliche Düngung und Ähnliches verzichtet.

Verarbeitung und Konservierung

Die moderne Lebensmittelindustrie setzt immer wieder auf Verarbeitungsverfahren, bei denen wichtige Vitamine und Spurenelemente verloren gehen. Das Sterilisieren von Nahrungsmitteln beispielsweise reduziert den natürlichen Gehalt an Vitamin C und B_6. Aluminiumsalze, die zur Haltbarmachung verwendet werden, können im Körper toxische Belastungen hervorrufen. Durch Kochen und Garen gehen Vitamin C und Folsäure zu einem großen Teil oder völlig verloren. Umgehen Sie dieses Problem, indem Sie unbehandelte beziehungsweise möglichst wenig bearbeitete Lebensmittel kaufen und diese schonend zubereiten.

Ernährung und Lebensführung

Ein Nährstoffmangel hängt jedoch nicht nur von der Qualität der Nahrungsmittel selbst ab, sondern auch stark von Ihrer persönlichen Ernährungsweise und dem individuellen Lebensstil.

Einseitige Auswahl und gestörtes Essverhalten

Bulimie und Magersucht (Anorexia nervosa) sind selbstverständlich zwei Extreme, obwohl immer mehr (vor allem junge Menschen) davon betroffen sind. Aber auch eine »gemäßigte« Essstörung kann Mangelerscheinungen hervorrufen. Wenn Sie sich zum Beispiel sehr einseitig ernähren oder sich nie richtig Zeit zum Essen nehmen, geht das nicht selten auf Kosten des Nährstoffgehalts.

Ungedeckter Mehrbedarf

In bestimmten Lebenssituationen – etwa wenn Sie schwanger sind oder stillen, wenn Sie krank waren oder im Alter – benötigen Sie von bestimmten Nährstoffen besonders reichlich. Das Gleiche gilt, wenn Sie regelmäßig Medikamente einnehmen (zum Beispiel Diuretika oder Kontrazeptiva, also harntreibende oder empfängnisverhütende Mittel), einen erhöhten Alkoholkonsum haben oder stark rauchen. Auch während einer Reduktionsdiät ist die optimale Versorgung mit Nährstoffen häufig nicht gesichert – vor allem bei so genannten Crashkuren.

Falsche Speisenzubereitung

Durch langes Kochen werden wichtige Mineralstoffe und Vitamine oft zerstört, wodurch der Nährstoffgehalt eines Lebensmittels sinkt. Essen Sie deshalb häufig Rohkost und rohes Obst und dünsten Sie beim Kochen Gemüse immer nur so lange in etwas Wasser oder Fett, dass es noch schön knackig bleibt.

Störungen der Nahrungsaufnahme

Eine Unterversorgung mit Vitaminen und Mineralstoffen kann darüber hinaus auch durch Resorptionsstörungen entstehen.

Nahrungsmittelallergien

Wenn Sie auf bestimmte Nahrungsmittel allergisch reagieren, nehmen Sie automatisch zu wenig von den Nährstoffen auf, die in den entsprechenden Lebensmitteln enthalten sind.

Geschädigte Darmflora

Wie gut Sie Nährstoffe aus der Nahrung aufnehmen können, hängt von der Beschaffenheit der Darmschleimhaut und der Zusammensetzung der Darmflora ab. Toxische Ablagerungen von in der Leber unzureichend abgebauten und nicht über die Nieren ausgeschiedenen Giftstoffen in der Darmschleimhaut und ein durch Krankheiten geschwächtes Immunsystem mit Auswirkungen auf die Darmflora verringern die Nährstoffaufnahme.

Leber-Galle-Erkrankungen

Wenn Sie unter einer Erkrankung von Leber und Galle leiden, ist die Verdauung ebenfalls beeinträchtigt. Leberstörungen führen zu einer Störung der Eiweiß- und Aminosäuresynthese – also der körpereigenen Produktion von Eiweiß und seinen Bausteinen –, zu einer reduzierten Zinkspeicherung und einer eingeschränkten Verwertung von Vitamin B_6.

Magen-Darm-Erkrankungen

Wenn Sie Abführmittel nehmen, unter chronischem Durchfall oder einer Darmkrankheit wie Morbus Crohn oder Colitis ulcerosa leiden, gelangen einige Nährstoffe nicht in den Blutkreislauf, was zwangsläufig zu einem Nährstoffmangel führt.

Pilze und Parasiten

Pilze und Parasiten breiten sich oft jahrelang unbemerkt im Körper aus, wo sie sich von Nährstoffen aus der Blutbahn ernähren. Bis die Schmarotzer aufgrund ihrer Symptome erkannt werden, sind sie deshalb wahre Nährstoffräuber.

Gemüse wird immer ärmer an Nährstoffen. Aloe hilft, das Defizit auszugleichen.

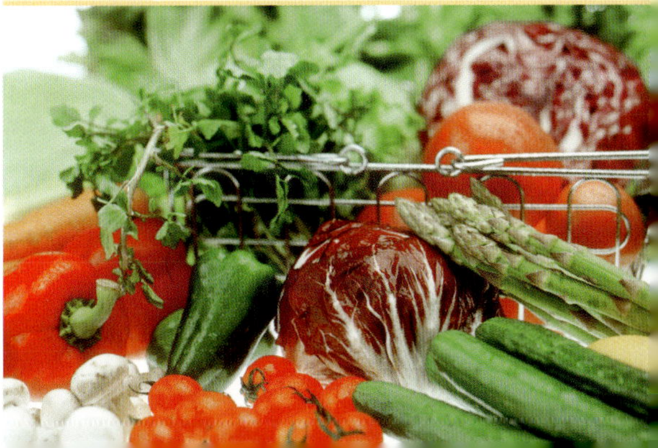

Die Aloe als Nahrungsergänzung

Wenn mindestens ein Punkt der letzten Seiten auf Sie zutrifft, leiden Sie mit großer Wahrscheinlichkeit an einer Unterversorgung mit gewissen Nährstoffen. Um über eine hochwertige Ernährung hinaus gesundheitlichen Schäden vorzubeugen, empfiehlt es sich zusätzlich, diesen Mangel auszugleichen. Die Aloe kann dank ihres breiten Wirkstoffangebots das Nahrungsdefizit auf natürliche Art aufwiegen und ist zudem wegen ihres breiten Spektrums anwenderfreundlicher als viele Einzelpräparate.

Warum höchste Qualitätsanforderung so wichtig ist

Wenn es um Ihre Gesundheit geht, spielt die Qualität eines Aloe-vera-Produktes eine herausragende Rolle. Denn mit einem Saft, einem Gel oder einer Creme führen Sie Ihrem Körper nicht nur die Wirkstoffe der Pflanze zu, sondern zugleich alle Stoffe, mit denen diese Produkte behandelt, ergänzt und haltbar gemacht wurden.
Bringt dann die Anwendung eines Aloe-vera-Mittels nicht die gewünschte Wirkung oder verursacht es sogar eine Verschlechterung des ursprünglichen Zustands, gerät als Erstes die Heilpflanze in Verruf. Auch wenn nicht sie, sondern die beigemengten Zutaten für die negativen Auswirkungen verantwortlich sind.

So bleiben Sie gesund

Unser Körper ist durch vielfältige Organsysteme und -prozesse – zum Beispiel das Immun- und Lymphsystem, Darm, Leber, Niere und Haut – dafür ausgestattet, Giftstoffe abzuwehren, abzubauen und auszuscheiden. Um die Gesundheit aufrechtzuerhalten und wiederherzustellen ist es wesentlich, diese Systeme und Prozesse funktionstüchtig zu erhalten. Machen Sie aus diesem Grund von Zeit zu Zeit unter der Anleitung eines Naturheilkundlers eine Entgiftungskur und achten Sie bei der Auswahl Ihrer Nahrung und Nahrungsergänzung bewusst auf die enthaltenen chemischen Zusatzstoffe, um den Körper nicht zusätzlich zu belasten.

Aloe-vera-Säfte im Test

Egal, wo Sie Ihren Aloe-Saft kaufen: Setzen Sie weder in der Apotheke noch in einem Reformhaus oder Bioladen ein so präzises Fachwissen über Produkte voraus, dass Sie sich auf die Empfehlung vorbehaltlos verlassen können. Auch die Angaben auf den Produkten selbst sind für den Laien zum Teil irreführend. Ein gutes Beispiel: die beiden Bezeichnungen »Kaltherstellungsverfahren« und »Membranfilterung«, die lediglich den Anschein einer qualitativ hochwertigen Verarbeitung erwecken. Tatsache ist jedoch, dass zur Abtötung von Milchsäurebakterien, die den Aloe-vera-Saft befallen können, noch

ehe er in Flaschen abgefüllt wird, nur thermische Verfahren wie die Pasteurisierung taugen. Dies muss der Hersteller allerdings nicht auf dem Produkt angeben, weshalb ein Kaltherstellungsverfahren dem Anspruch nicht gerecht wird. »Membranfilterung« sagt aus, dass das Gel gefiltert wurde, wodurch wertvolle Inhaltsstoffe verloren gegangen sind.
Der nachstehende Vergleich von elf unterschiedlichen Aloe-vera-Säften soll deutlich machen, wie genau Sie beim Kauf hinschauen müssen. Als Berechnungsgrundlage für den Tagespreis gilt dabei eine Tageseinnahme von 50 Millilitern. Einen übersichtlichen Produktvergleich aller getesteten Säfte in Tabellenform finden Sie auf Seite 54 f.

Acucell

Preis pro Tag: 0,60 Euro
Positiv an diesem Produkt ist die braune Glasflasche. Das Siegel ist dagegen nichtssagend. Mengenangaben fehlen ebenso wie Angaben über Anbau und Verarbeitung. Vorsicht: Dieser Saft ist zur Gesundheitsvorsorge und für kosmetische Behandlungen ungeeignet.

QUALITÄTSANFORDERUNGEN AN EINEN ALOE-VERA-SAFT

INFO

Ein hochwertiger Aloe-vera-Saft zur inneren Einnahme zeichnet sich durch die folgenden Eigenschaften aus:

- Die Aloe wurde in Mischkultur angebaut: Die Pflanze wuchs auf selenhaltigem Boden, nahm auf natürliche Art Wasser auf und wurde vor zu viel Sonne geschützt, die sie nicht verträgt.
- Ernte und Filetierung erfolgten von Hand: Aloinhaltige Rinde und Filetstück wurden sorgfältig getrennt.
- Nur das Gel, nicht das ganze Blatt wurde verarbeitet, eine Filterung war unnötig.
- Der Zusatz von Konservierungsstoffen entfällt: Der Saft ist gesundheitsschonend und hypoallergen.
- Auf den Zusatz von Zitronensäure wurde verzichtet. Das Produkt ist deshalb gesundheitsschonend.
- Dem Produkt wurde kein Wasser zugesetzt, es handelt sich nicht um ein Konzentrat.
- Die Aloe stammt aus kontrolliert biologischem Anbau: Der Saft enthält keine Rückstände aus chemischer Düngung.
- Der Aloverose-Anteil wird ausgewiesen: Das erlaubt Rückschlüsse auf die essenzielle Wirkung des Produkts.

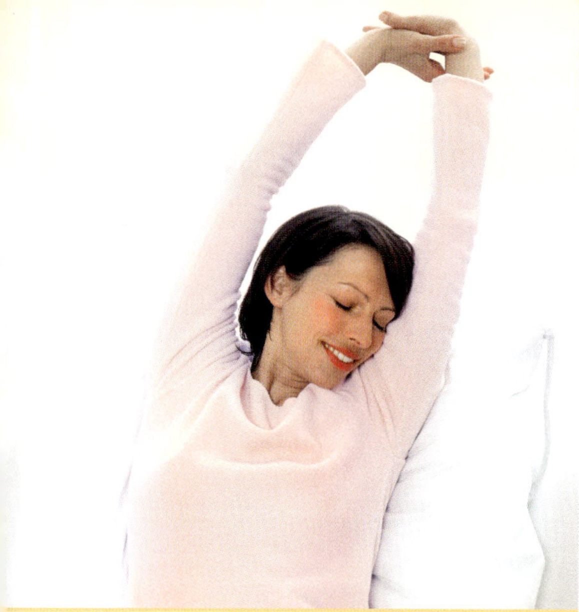

Das Wohlbefinden hängt stark von der Versorgung mit Vitaminen und Co. ab.

Aloe Pura

Preis pro Tag: ca. 1,20 Euro

Dieser Saft hat einen hohen Aloe-vera-Gehalt (99,5 Prozent). Er ist jedoch in einer Plastikflasche abgefüllt. Als Säuerungsmittel wurde Zitronensäure zugegeben. Die vielfältigen Siegel sagen nichts über die Güte des Produkts aus und täuschen darüber hinweg, dass der Saft in Deutschland nicht biozertifiziert ist. Für dieses Produkt wird das ganze Blatt verwendet. Durch die Filterung gingen wertvolle Inhaltsstoffe verloren.

Aloevita

Preis pro Tag: ca. 1,50 Euro

Der Zusatz »Aus dem ganzen Blatt hergestellt« lässt auf ein Filterverfahren schließen, bei dem wertvolle Inhaltsstoffe der Aloe vera verloren gehen. Das Fehlen des Siegels »Kontrolliert biologischer Anbau« verwundert, da ausdrücklich auf den Verzicht chemischer Dünge- und Pflanzenschutzmittel hingewiesen wird. Der Saft enthält Konservierungsstoffe und eine Kombination mehrerer Fruchtsäfte, deren Herkunft nicht ausgewiesen ist. Die Abfüllung in Plastikflaschen wirkt sich ebenfalls qualitätsmindernd aus.

FLP

Preis pro Tag: 1,45 Euro

Dieses Produkt enthält mehrere Konservierungsstoffe und Geschmacksverbesserer. Es fehlt eine genaue Mengenangabe der Zusatzstoffe. Außerdem wird keine Aussage darüber gemacht, ob das Gel aus dem ganzen Blatt gewonnen und gefiltert wurde oder ob es sich um von Hand filetiertes Gel handelt.

Dr. Groß

Preis pro Tag: ca. 1 Euro

Der Aloe-Saft aus den USA enthält Konservierungsstoffe. Die Bezeichnung »Presssaft« ist irreführend, denn es muss sich keineswegs um einen Direktsaft handeln. Das Produkt kann ebenso gut mit Wasser aus Konzentrat rückverdünnt worden sein. Die Formulierung »Auswahl der Filets von Hand« ist ebenfalls wenig aussagekräftig: Sie suggeriert , dass die Aloe-Blätter von Hand geschält wurden, ohne dies tatsächlich zu belegen.

Hübner

Preis pro Tag: ca. 1,60 Euro
Dem Produkt wurde Zitronensäure zugegeben (0,5 Prozent). Die braune Flasche und das Bio-Siegel werden dem Anspruch an einen Qualitätssaft jedoch gerecht.

Pharmos

Preis pro Tag: 2,60 Euro
Da dieser Saft keine Konservierungsstoffe enthält, ist er pasteurisiert worden und 100 Prozent rein. Neben dem Bio-Siegel ist die Kontrollnummer angegeben. Außerdem werden genaue Angaben über die Anbauweise gemacht und der Zusatz von chemischen und genmanipulierten Stoffen ausgeschlossen. Obwohl Angaben über den Aloverose-Gehalt fehlen, ist das Produkt von hoher Qualität.

Raab

Preis pro Tag: ca. 1,20 Euro
Diesem Saft fehlt das Bio-Siegel, was verwunderlich ist, da ausdrücklich auf den Verzicht von Pestiziden und künstlichem Dünger verwiesen wird. Der Hinweis auf den Gehalt an Acemannan (Aloverose) wird durch das Vorhandensein von Mucopolysacchariden begründet, die sich jedoch nicht in der Aloe befinden.

Rainbow

Preis pro Tag: ca. 1 Euro
Das Produkt erfüllt alle Voraussetzungen für einen guten Aloe-Saft: Die Aloe wurde von Hand geschält, und Zitronensäure ist nur zu einem geringen Anteil von 0,1 Prozent enthalten. Der Saft wird in Braunglas abgefüllt und hat ein Bio-Siegel.

Santa Verde

Preis pro Tag: ca. 1,50 Euro
Dieses Produkt wird höchsten Qualitätsanforderungen gerecht: Es wird in eine braune Glasflasche abgefüllt, verzichtet auf den Zusatz von Zitronensäure, hat ein Bio-Siegel mit Kontrollnummer, und der Aloverose-Anteil wird ausgewiesen. Die Pflanzen stammen aus Mischkulturen.

Schoenenberger

Preis pro Tag: ca. 1 Euro
Dieses Produkt enthält Zitronensäure. Positiv ist die Abfüllung in eine braune Glasflasche. Das Siegel »Aus kontrolliert biologischem Anbau« garantiert eine gute Qualität der verwendeten Aloe-Pflanzen.

INFO

NAHRUNGSERGÄNZUNG

Als Nahrungsergänzungsmittel gilt laut EU-Verordnung ein Produkt nur dann, wenn es große Mengen an Vitaminen und Mineralstoffen enthält und dadurch den durchschnittlichen Tagesbedarf eines Erwachsenen an diesen Stoffen deckt oder gar übersteigt.

Produkt	Acucell	Aloe Pura	Aloevita	FLP	Dr. Groß
Menge in ml	750	500	1000	1000	750
Preis in Euro (D)	8,98	12,30	29,50	29,00	14,50
Behältnis	Braunglas	Plastik	Plastik	Plastik	Braunglas
Aloe-vera-Anteil	k. A.*	99,5 %	k. A.*	k. A.*	99,5 % Presssaft
Zusatzstoffe zur Haltbarmachung	Natriumbenzoat; Kaliumsorbat	0,5 % Zitronensäure	Benzoesäure; Sorbinsäure; Vitamin E; Acerola	Sorbit; Ascorbinsäure; Xanthan; Natriumbenzoat; Zitronensäure; Vitamin E; Alpha-Tococepherol	Zitronensäure; Natriumbenzoat; Kaliumsorbat
Herkunftsland	Südamerika	USA	USA	USA	USA
Preis pro Tag	0,60	1,23	1,47	1,45	0,97
Siegel: kontrolliert biol. Anbau und Kontrollnummer	nein	nein	nein	nein	nein
Zusatzinformation auf Packung oder Flasche	Wasser; Aloe vera-Konzentrat	aus dem ganzen Blatt; keine Verdickungsmittel zugesetzt; keine Süßmittel oder Geschmacksstoffe	frei von Bitterstoffen, Aloin, Emodin; aus dem ganzen Blatt; Anbau ohne chemische Dünge- bzw. Pflanzenschutzmittel; kaltgepresst	k. A.*	Presssaft aus Filet
Geschmack	nach Zitronen- bzw. Apfelsaft	beißend-ätzend	fruchtsaftähnlich; beißend-bitter	säuerlich	säuerlich-vergoren
Einnahmeempfehlung	35–140 ml täglich	3 x 15 ml täglich	2–3 x 30 ml täglich	2 x 30 ml täglich	30–40 ml täglich
Inhalt reicht für	15 Tage	10 Tage	20 Tage	20 Tage	15 Tage

Hübner	Pharmos	Raab	Rainbow	Santa Verde	Schoenen-berger
500	3 x 750	500	500	3 x 330	330
15,95	117,10	11,99	9,95	29,90	9,95
Braunglas	Braunglas	Braunglas	Braunglas	Braunglas	Braunglas
99,95 %	100 %	99,6 %	99,9 %	100 %	99,5 %
0,5 % Zitronensäure; pasteurisiert	Keine Zusatzstoffe	0,21 % Zitronensäure; 0,1 % Natriumbenzoat; 0,09 % Kaliumsorbat	0,1 % Zitronensäure	pasteurisiert	Zitronensäure
Mexiko	Mexiko	USA	Mexiko	Spanien	Mexiko
1,59	2,60	1,19	0,99	1,51	1,50
ja DE-003	ja DE-003	nein	ja DE-001	ja DE-003	ja DE-003
Blätter sind handgeschält	keine chemischen oder genveränderten Zusätze; handgeschält; Anbau in biologischer Mischkultur	anwenderfreundlicher Messbecher; Blätter handgeschält; keine Pestizide und Kunstdünger	garantierter Aloverose-Anteil: 600 mg/l: handgeschält	Aloverose-Anteil 1000 mg/l; handgeschält; Anbau auf eigenen Feldern in Mischkultur	Blätter von Hand gewaschen und geschält
leicht säuerlich	nach frischem Quellwasser	säuerlich-beißend	zitronig-frisch	vollmundig-samtig	mild-frisch
2–3 x 15 ml täglich	2 x 25 ml täglich	3 x 20 ml täglich	2 x 25 ml täglich	2 x 20 ml täglich	2 x 25 ml täglich
10 Tage	45 Tage	10 Tage	10 Tage	20 Tage	6,5 Tage

*k.A.: keine Angabe

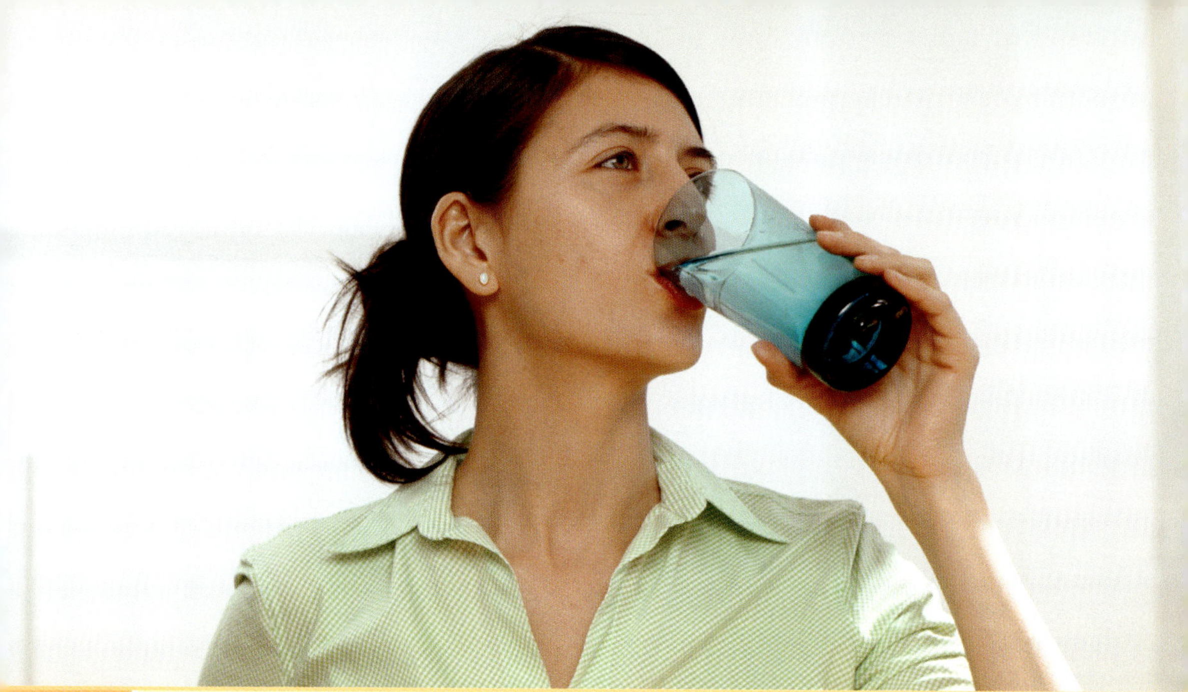

Krankheiten behandeln und lindern

Wie Sie mit einem hochwertigen Aloe-vera-Saft und/oder mit dem Aloe-vera-Frischblatt Ihre Gesundheit unterstützen können, erfahren Sie auf den folgenden Seiten. Indikationen und Anwendungsempfehlungen beruhen auf klinischen Untersuchungen, Forschungsergebnissen und Erfahrungsberichten. Trotz allem gibt es keine Garantie dafür, dass die Aloe bei jedem dieselbe Wirkung zeigt. Allerdings verspricht sie eine überdurchschnittlich hohe »Trefferquote« – wenn Sie höchste Ansprüche an die Qualität stellen.

Das Wichtigste vorweg: Bevor Sie Aloe vera anwenden, sollten Sie unbedingt ausschließen, dass Sie allergisch darauf reagieren. Geben Sie daher etwas Gel aus einem Frischblatt auf den Finger und betupfen Sie sanft und ohne Druck die Haut hinter Ihrer Ohrmuschel. Warten Sie fünf Minuten: Färbt sich die Stelle innerhalb dieser Zeit rötlich oder beginnt sie gar zu jucken, reagiert Ihre Haut allergisch. In diesem Fall sollten Sie von einer Behandlung mit Aloe vera sicherheitshalber Abstand nehmen.

Die Hausapotheke

Für die Aloe-Anwendungen in diesem Kapitel benötigen Sie kein großes »Equipment« und keine umfangreiche medizinische Ausrüstung. Im Grunde brauchen Sie nur drei Dinge:

- ein Aloe-vera-Frischblatt (alternativ ein hochwertiges Aloe-vera-Gel),
- eine Flasche hochwertigen Aloe-Saft,
- naturreines Pflanzenöl.

Naturreine Öle

Da die Aloe vera selbst kein Fett enthält, müssen Sie das Gel, wenn Sie es äußerlich anwenden wollen, mit ein paar Tropfen Öl beträufeln. Denn nur mithilfe der Fettmoleküle gelangen die wertvollen Inhaltsstoffe in und unter die Haut.

Die verwendeten Öle müssen naturrein und kaltgepresst sein, Olivenöl und alle anderen Speiseöle feinmolekular bearbeitet sein. Sie erhalten diese Öle im Fachhandel für Kosmetikbedarf. Großmolekulare Speiseöle (aus dem Lebensmittelgeschäft) sind dagegen zur Hautpflege ungeeignet, da sie nicht vollständig durch die Poren dringen und nicht alle Aloe-Wirkstoffe unter die Haut transportieren. Sie scheinen außerdem auf der Oberfläche stehen zu bleiben, wodurch sich die Haut unangenehm fettig und schmierig anfühlen kann. Die folgenden Öle können Sie gut mit der Aloe vera kombinieren:

- **Aprikosenkernöl** ist gut bei trockener Haut.
- **Avellanaöl** hat Lichtschutzfaktor (LSF) 10 und Anti-Falten-Wirkung, stärkt das Bindegewebe und lindert Narben.
- **Avocadoöl** ist vitaminhaltig und fördert die Regeneration der Haut.
- **Calendulaöl** wirkt entzündungshemmend und beruhigend, fördert die Epithelbildung der Haut (Zellverband, der die Körperoberfläche bedeckt).
- **Hagebuttenöl** wirkt pflegend; nur als Maske verwenden (für jeden Hauttyp).
- **Johanniskrautöl**, ein klassisches Wundöl, beruhigt die schmerzleitenden Nerven; Vorsicht: Bei Lichteinwirkung besteht Hautausschlag-Gefahr.
- **Jojobaöl** wirkt feuchtigkeitsbindend.
- **Klettensamenöl** hilft gegen Juckreiz.
- **Mandelöl** glättet und ist hautfreundlich.
- **Olivenöl (feinmolekular)** wirkt hauterweichend und pflegend.
- **Rizinusöl** ist stark fettend und dringt sehr gut ein.
- **Sanddornöl** wirkt gegen freie Radikale; nur als Maske nutzen (alle Hauttypen).
- **Schwarzes Sesamöl** ist ideal bei entzündlicher, strapazierter Haut, wirkt lindernd bei Pigmentstörungen nach Sonneneinwirkung und hat LSF 7. Nicht zu verwechseln mit Sesamöl aus weißen Sesam (in der Apotheke bestellen).
- **Schwarzkümmelöl** ist gut bei Allergien.
- **Sojaöl** wirkt antiallergisch.
- **Weizenkeimöl** enthält viel Vitamin E.

INFO

SO GEWINNEN SIE GEL AUS DEM ALOE-FRISCHBLATT

Bei dreimaliger täglicher Anwendung reicht ein Frischblatt etwa 14 Tage. Es kostet rund 18 Euro zuzüglich Versandkosten. Bestellen Sie am besten gleich drei Blätter, dann sparen Sie am Porto, und die Blätter lassen sich unangeschnitten bei Zimmertemperatur (oder kühler) problemlos zwei bis drei Monate lagern. Zu kalt darf es allerdings nicht sein (unter 5 °C), sonst verliert die Heilpflanze einen Teil ihrer Wirkstoffe.

- Legen Sie das Aloe-Frischblatt auf einem Stück Küchenkrepp auf ein Holzbrett. Schneiden Sie vom breiteren Ende ein etwa 2 Zentimeter dickes Stück ab. 1
- Warten Sie rund 3 Minuten, bis das gelbliche bittere Aloin, das für eine Anwendung nicht geeignet ist, aus dem Blatt ausgetropft ist. 2 Schneiden Sie nun von der Schnittstelle noch einmal eine hauchdünne Scheibe von etwa 1 Millimeter ab, um mögliches Rest-Aloin vollständig zu entfernen.
- Jetzt schneiden Sie die für die Anwendung benötigte Blatt-Scheibe ab: Sie sollte etwa 2 Zentimeter dick sein. 3
- Entfernen Sie mit dem Messer die stachligen Erhebungen am Blattrand. Teilen Sie das Blattstück längs in der Mitte. 4
- Das so freigelegte Pflanzengel ist klar, schleimig und geruchsneutral und lässt sich auf die Haut auftragen, indem Sie das Blattstück an der äußeren grünen Schale halten und das Gel wie mit einem Schwamm und ohne festen Druck auf der entsprechenden Körperpartie verteilen. 5

Ganz wichtig: Jedes Mal, bevor Sie ein neues Stück von Ihrem Frischblatt abschneiden, müssen Sie ein Scheibchen »opfern« und den aloinhaltigen und verharzten Anschnitt dünn wegschneiden.
Bewahren Sie ein bereits benutztes Gelstück nach der Anwendung nicht im Kühlschrank auf, um es zu einem späteren Zeitpunkt noch einmal zu verwenden. Denn durch Kälte werden nicht nur die Wirkstoffe der Aloe vera zerstört, auch die Bakterien auf der Schnittfläche vermehren sich in dieser Zeit kräftig.

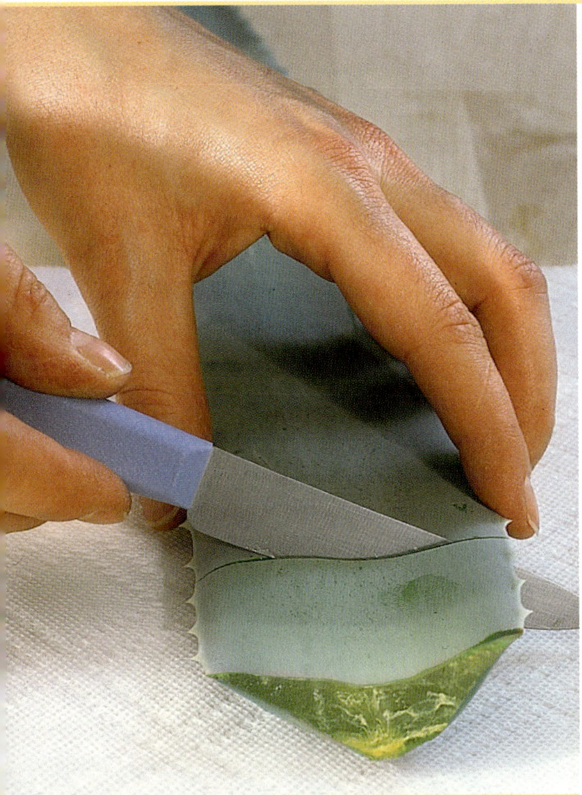

1 Endstück abschneiden

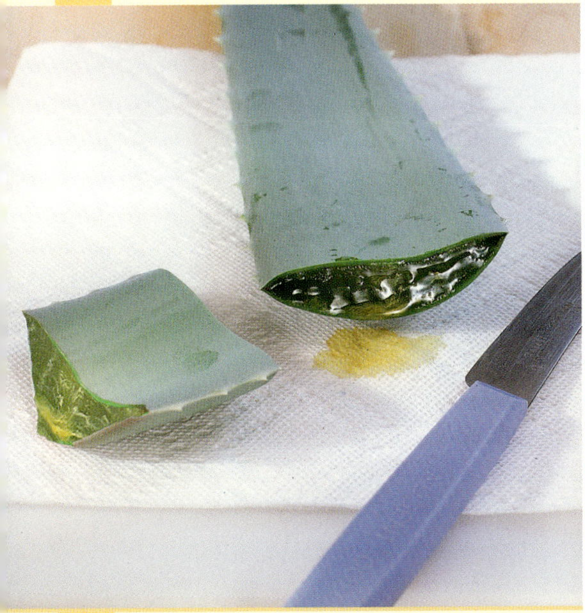

2 Aloin austropfen lassen

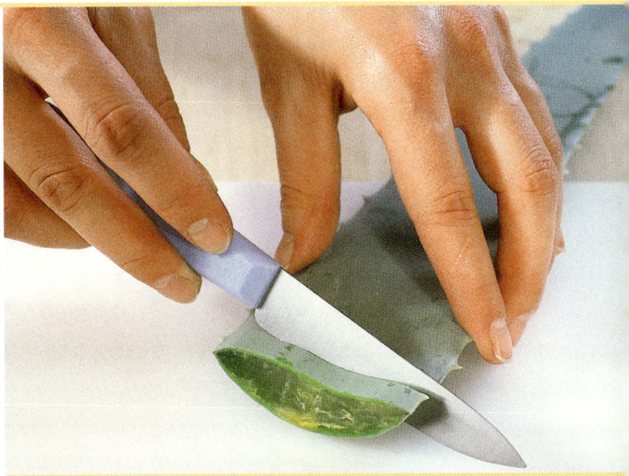

3 Benötigte Scheibe abschneiden

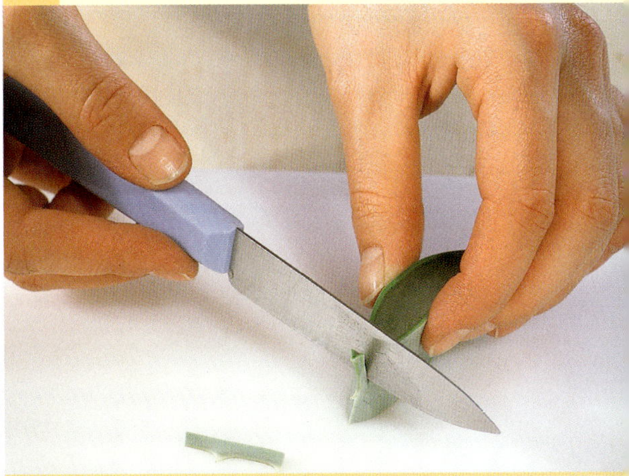

4 Stacheln abtrennen

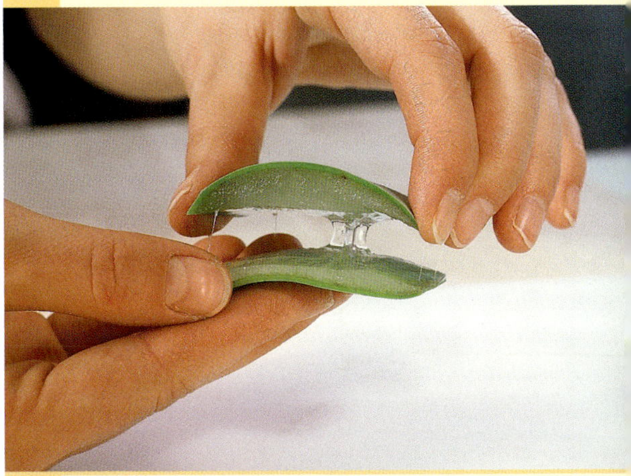

5 Gel freilegen

Beschwerden von A–Z

Im Folgenden finden Sie in alphabetischer Reihenfolge die häufigsten Krankheiten, bei denen Aloe vera helfen kann.

Abszesse

Durch Bakterien können sich am ganzen Körper Eitergeschwülste, Furunkel oder Eiterbeulen bilden, die zu Abszessen führen. Sie schmerzen, je nach Größe und Stärke der Entzündung.

- Reinigen Sie zunächst gründlich die Hände und die Partie um den Abszess. Schneiden Sie ein ein bis zwei Zentimeter dickes Stück vom Aloe-vera-Blatt, geben Sie zwei bis drei Tropfen Öl darauf und reiben Sie damit mehrmals vorsichtig über die entzündete Stelle. Wiederholen Sie die Prozedur zweimal täglich.
- Alternativ betupfen Sie den Abszess zwei- bis dreimal täglich mit Aloe-Saft.

AIDS

Das HI-Virus schwächt das Immunsystem so lange, bis es zusammenbricht und die Krankheit AIDS (Acquired Immune Deficiency Syndrome) ausbricht. Erkrankun-

WICHTIG !

EINNAHME-EMPFEHLUNGEN

- Die Einnahmedauer hängt von der jeweiligen Beschwerde ab: Bei Hautproblemem kann bereits nach wenigen Tagen Besserung eintreten, bei Gelenkerkrankungen kann es dagegen Monate dauern, bis sich etwas ändert. Auch zur Stärkung des Immunsystems muss der Saft über mehrere Wochen eingenommen werden.
- Bei chronischen Krankheiten nehmen Sie den Aloe-Saft immer ein (auch wenn die Symptome abklingen). Bei akuten Krankheiten erfolgt die Einnahme nach Abklingen der Symptome noch rund 14 Tage.
- Sie können die jeweils empfohlene Tagesdosis in drei Rationen oder als ein Quantum frühmorgens auf nüchternen Magen einnehmen.
- Trinken Sie den Saft kurz vor den Mahlzeiten. Nehmen Sie den Saft dazu pur ein (ein Esslöffel entspricht 10 Millilitern) oder in einem Glas mit Wasser.
- Lassen Sie den Saft vor dem Schlucken 30 Sekunden im Mund, um ihn über die Schleimhäute zu resorbieren.
- Aloe-vera-Saft verträgt sich ohne Probleme mit anderen Medikamenten, Vitaminen und Mineralstoffen.

gen von Lymphsystem, Lunge und Haut können ebenso eine Folge des HIV sein wie andere Infektionskrankheiten. Aloe kann helfen, das Immunsystem zu stärken und die AIDS-Symptome zu lindern.

- Betroffene Hautstellen behandeln Sie zwei- bis dreimal täglich mit einem Aloe-vera-Frischblatt, auf das Sie ein paar Tropfen Öl geben.
- Als Richtlinie für die innere Einnahme (die individuell bis auf 500 Milliliter gesteigert werden kann) gilt: dreimal täglich 200 Milliliter Aloe-vera-Saft.

Akne

Die Ursache dieser Hautirritation sind verstopfte Talgdrüsen (Mitesser). Dringen sie zur Hautoberfläche nach außen, heilt die Stelle in der Regel narbenlos ab. Sind sie dagegen infiziert, wandern sie in Richtung Unterhaut und zerfallen dort. Das verursacht Schmerzen und Narben.

- Reinigen Sie die betroffenen Partien morgens und abends mit lauwarmem Wasser und fahren Sie anschließend mit einem Stück Frischblatt darüber, auf das Sie ein paar Tropfen Öl geben.
- Auch eine Kompresse aus Aloe-vera-Saft, die Sie etwa zehn Minuten einwirken lassen, beruhigt die Haut und lindert Spannung und Schmerzen. Tränken Sie dazu eine Kompresse, ein Baumwoll- oder Leinentuch mit der Flüssigkeit. Legen Sie die Kompresse auf die zu behandelnde Stelle und fixieren Sie alles mit einem Verband.
- Unterstützend reiben Sie die Haut mit dem Inneren einer Bananenschale ab.
- Bei Akne wird auch der Darm in Mitleidenschaft gezogen – beziehungsweise hat unreine Haut häufig hier ihren Ursprung. Um Stoffwechsel und Darm zu stabilisieren, nehmen Sie zwei- bis dreimal täglich 30 Milliliter Aloe-Saft ein.

Klares Wasser und reine Aloe sind die beste Pflege für empfindliche Haut.

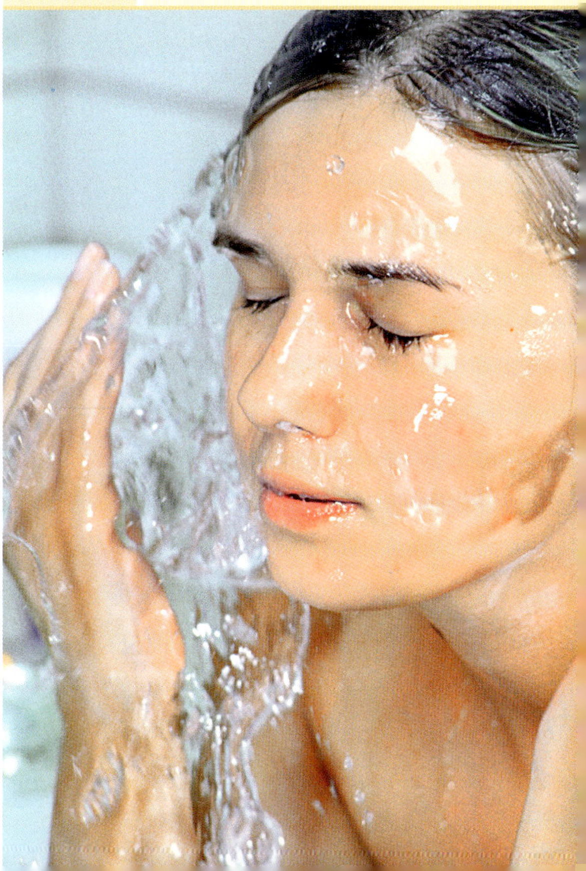

Allergien

siehe auch: Hauterkrankungen
Eine überschießende Immunreaktion des Körpers an Haut und Schleimhäuten, sobald er mit einem für ihn unverträglichen Stoff in Kontakt kommt (dem so genannten Allergen), wird als Allergie bezeichnet. Blütenpollen zum Beispiel reizen die Bindehäute, so dass die Augen tränen und anschwellen. Metalle wie Nickel verursachen bei Allergikern einen juckenden Ausschlag, wenn sie damit in Berührung kommen. Selbst Umwelteinflüsse wie Elektrosmog oder geopathische Belastungen können allergieauslösend sein und zu Symptomen wie Quaddelbildung auf der Haut, Asthma, Schnupfen oder Durchfall (bei Nahrungsmittelallergien) führen. Klären Sie bei einem ganzheitlich arbeitenden Arzt oder Heilpraktiker die möglichen Ursachen, Auslöser und Einflüsse ab.

- Es ist auf die einzigartige Wirkstoffkombination der Aloe vera zurückzuführen, wenn im Zuge einer Harmonisierung des Stoffwechsels Allergien verschwinden. Allerdings ist hier Ihre Geduld gefragt. Beginnen Sie mit zweimal 20 Millilitern täglich und steigern Sie sich nach einer Woche auf dreimal 20 Milliliter, bis die Allergieanfälligkeit nachlässt oder ganz verschwindet. Ab dann nehmen Sie zweimal täglich je 15 Milliliter zu sich.
- Mit Kortison behandelte Haut kann beim ersten Kontakt mit dem Frischblatt-Gel der Aloe vera zunächst allergisch reagieren. Machen Sie daher in regelmäßigen Abständen einen Test (siehe Seite 56). Bleibt nach einiger Zeit die allergische Reaktion aus, dürfen Sie Aloe auch äußerlich anwenden. Geben Sie dazu ein paar Tropfen Schwarzkümmelöl auf ein Frischblatt-Stück

INFO

SAFT PUR ODER GEMIXT?

Wegen der schleimhautregenerierenden Wirkung ist purer Aloe-vera-Saft am besten. Bewegen Sie dabei den Saft zehn Sekunden im Mund hin und her, bevor Sie ihn schlucken. Wenn Ihnen der Saft allein nicht schmeckt, können Sie ihn auch mit Wasser oder Fruchtsaft verdünnen. Alternativ können Sie für ein Vitalgetränk zwei Orangen auspressen, das Gel eines zwei bis drei Zentimeter dicken Frischblatt-Stücks würfeln und zusammen mit dem Orangensaft in den Mixer geben. 1/2 Minute mixen – fertig!
Ganz wichtig: Mischen Sie Aloe-vera-Saft nie mit heißen Getränken wie Tee oder heißer Zitrone. Denn die Heilpflanze enthält so genannte thermolabile Enzyme, deren Wirksamkeit durch die Hitze beeinträchtigt und zerstört werden kann.

und streichen Sie damit in sanften Bewegungen über die gereizte Haut.

- Auch Kompressen mit Aloe-vera-Saft wirken kühlend und lindernd.

Altersbeschwerden

In der Regel lässt die Vitalität mit zunehmendem Alter nach, die geistige Leistungsfähigkeit nimmt ab. Mangelnde Bewegung beeinträchtigt die Durchblutung, schlechte Ernährungsgewohnheiten haben eine Nährstoffunterversorgung zur Folge. Müssen dann noch regelmäßig Medikamente eingenommen werden, schadet dies Leber und Darm und entzieht dem Organismus zusätzliche Energie.

- Regelmäßig eingenommen kann Aloe vera Nahrungsdefizite ausgleichen und zu neuer Lebensfreude verhelfen. Beginnen Sie die innerliche Anwendung mit einer niedrigen Dosis: täglich zweimal 20 Milliliter – am besten jeweils in einem Glas Wasser. Steigern Sie sich dann auf zweimal 30 Milliliter.

Altersflecken

Unter Altersflecken versteht man eine flache, leberfleckartige Pigmentierung an Händen, Gesicht, Hals und/oder Armen. Sie tritt etwa ab dem vierzigsten Lebensjahr auf, da sich um die Lebensmitte herum die körpereigene Produktion des Hormons Melatonin verringert.

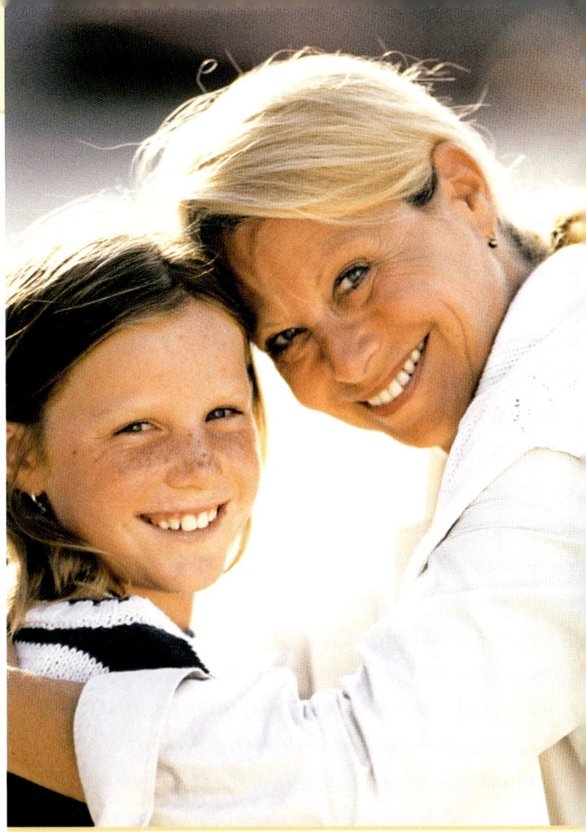

Wenn die Vitalität nachlässt, wirkt Aloe ausgleichend und kräftigend.

- Zwar ist unwahrscheinlich, dass Altersflecken durch eine Behandlung mit Aloe vera völlig verschwinden. Trotzdem kann die Pflanze zu einer Verblassung beitragen. Mischen Sie dazu zwei Milliliter Rizinusöl (aus der Apotheke) mit dem Gel eines Frischblatt-Stücks, indem Sie dieses mit einer Gabel in dem Öl zerkleinern. Reiben Sie mit dieser Mischung den Hautfleck ein – am besten abends. Ist ein größeres Hautareal betroffen, verwenden Sie entsprechend mehr Gel und Rizinusöl.

Anämie

siehe: Blutarmut

Aphthen

siehe: Mundschleimhautentzündung

Arteriosklerose

Durch Ablagerungen an den Gefäßinnenwänden kann es bei Arteriosklerose zu einem Herz- oder Hirninfarkt kommen. In der Aloe sind zahlreiche wichtige Stoffe enthalten, die ausgleichend auf den Stoffwechsel wirken, für die Elastizität Ihrer Blutgefäße sorgen und als Antioxidanzien der gefäßschädigenden Wirkung von Nikotin, Fett und Kalkverbindungen entgegentreten können. Die Aloe unterstützt auf diesem Wege das Herz-Kreislauf-System und kann bei verantwortungsbewusster Ernährung und Lebensweise innerlich angewandt Arteriosklerose vorbeugen.

- Wie viel Aloe-Saft Sie zu sich nehmen, hängt von Ihren Lebensgewohnheiten ab (siehe Seite 46 ff.). Zweimal 20 Milliliter am Tag sollten es aber mindestens sein. Wenn Sie rauchen, benötigen Sie noch mehr, um ausreichend mit Antioxidanzien geschützt zu sein: etwa dreimal 20 Milliliter. Das Gleiche gilt, wenn Sie nur wenig Obst und Gemüse essen (dreimal täglich 20 bis 30 Milliliter). Erwarten Sie jedoch keine Wunder: Häufig dauert es vier bis sechs Wochen, bis sich die regenerierende Wirkung der Pflanze durch die Zunahme Ihrer Leistungsfähigkeit, Vitalität und Widerstandskraft bemerkbar macht.

INFO

RISIKOFAKTOREN FÜR EINEN INFARKT

Folgende Faktoren erhöhen das Risiko für Arteriosklerose und einen Infarkt:

- Bluthochdruck: Bewirkt Dehnungseinrisse in den Gefäßwänden.
- Chronischer Stress: Sorgt für eine anhaltende Erhöhung der Cortisolproduktion und Gefäßwandschäden.
- Diabetes mellitus: Wirkt schädigend durch Überzuckerung des Blutes.
- Fettleibigkeit: Bewirkt Kreislaufbelastung durch Übergewicht.
- Gicht: Erleichtert die Ablagerung von Harnsäurekristallen an den Gefäßinnenwänden.
- Nikotinmissbrauch: Wirkt schädigend auf die Gefäßwände.
- Vererbte Veranlagung: genetischer Faktor.

Arthritis und Arthrose

Während Arthritis eine Gelenkentzündung ist, die überwiegend von Erregern verursacht wird, handelt es sich bei Arthrose um eine degenerative Gelenkerkrankung aufgrund der Verminderung von Gelenkknorpel und -flüssigkeit. Auch die Überbeanspruchung der Gelenke durch Übergewicht oder Hochleistungssport sowie die mangelnde Zufuhr von Knorpelbausteinen durch die Nahrung spielen eine Rolle. Darüber hinaus können sich Giftstoffe in den Gelenken ablagern.

- Massieren Sie Ihr überbeanspruchtes Gelenk zweimal täglich mit dem Gel eines Frischblatts, auf das Sie ein paar Tropfen schwarzes Sesamöl geben.
- Auch bei akuten Schmerzen sorgt die kühlende Wirkung eines Frischblatts für wohltuende Linderung.
- Innerlich angewandt stellt Aloe vera Grundbausteine zur Neubildung des Gelenkknorpels zur Verfügung. Allerdings ist auch hier Ihre Geduld über mehrere Monate gefragt. Trinken Sie dreimal täglich 20 bis 25 Milliliter Aloe-vera-Saft.

Asthmatische Beschwerden

Als Asthma bronchiale wird eine plötzlich auftretende Atemnot bezeichnet, deren Ursache verkrampfte Bronchien mit Schleimbildung sind. Das Ausatmen gelingt nicht vollständig, so dass Luft in der Lunge zurückbleibt und nicht genug sauerstoffhaltige Luft aufgenommen werden kann. Die Krankheit wird meist durch allergieauslösende Stoffe verursacht, nicht selten spielen aber auch psychische Komponenten eine Rolle.

- Mit Aloe vera getränkte Kompressen über den Bronchien können eine beruhigende Wirkung auslösen.
- Da Aloe vera auf die Schleimhäute regenerierend wirkt, kann sie eine Verringerung und Beruhigung der asthmatischen Anfälle herbeiführen. Nehmen Sie dazu zunächst täglich 10 Milliliter Saft ein und steigern Sie die Dosis langsam auf zweimal 25 Milliliter pro Tag.
- Auch Aloe-Injektionen mit homöopathisch potenzierter Aloe arborescens sind viel versprechend. Die Behandlung durch einen erfahrenen Therapeuten erfolgt über mehrere Wochen.

NICHT ZU KALT LAGERN

INFO

Durch Kälte werden die wertvollen Inhaltsstoffe der Aloe zerstört. Lagern Sie daher ein Frischblatt nicht im Kühlschrank und stellen Sie keine Eiswürfel aus Aloe-Saft her, in der Hoffnung, Sie würden damit das Abschwellen entzündeter Gelenke beschleunigen.

Augenentzündungen

Bei den meisten Augenentzündungen handelt es sich um Entzündungen der Bindehaut. Sie werden durch Zugluft, Reizstoffe, Sonneneinwirkung oder Allergien verursacht und machen sich durch Jucken, brennenden Schmerz oder Eiterbildung bemerkbar. Eine Verminderung der Tränenflüssigkeit kann zu trockenen Augen führen.

- Besorgen Sie in der Apotheke eine Augenbadewanne. Mischen Sie darin 5 Milliliter reinen Aloe-vera-Saft mit 50 Milliliter handwarmem Wasser. Alternativ können Sie auch zerkleinertes Gel aus dem Frischblatt ins Wasser rühren. Und so funktioniert das Augenbad: Entfernen Sie Make-up von Lid und Wimpern und drücken Sie die gefüllte Augenbadewanne fest auf das Auge. Legen Sie den Kopf leicht in den Nacken, so dass die Lösung das Auge bedeckt. Öffnen und schließen Sie nun das Lid mehrmals; bewegen Sie bei geöffnetem Auge den Augapfel hin und her. Wiederholen Sie die Prozedur insgesamt dreimal am Tag, damit die Entzündung abklingt. Ganz wichtig: Mischen Sie für jede Anwendung (und für jedes Auge) ein neues Augenbad.
- Essen Sie außerdem viele Heidelbeeren, Ingwer und Passionsfrucht. Sie wirken abschwellend und stärken das Auge.

Entzündungen des Auges lindern Sie mit Aloe-Saft auf besonders sanfte Art.

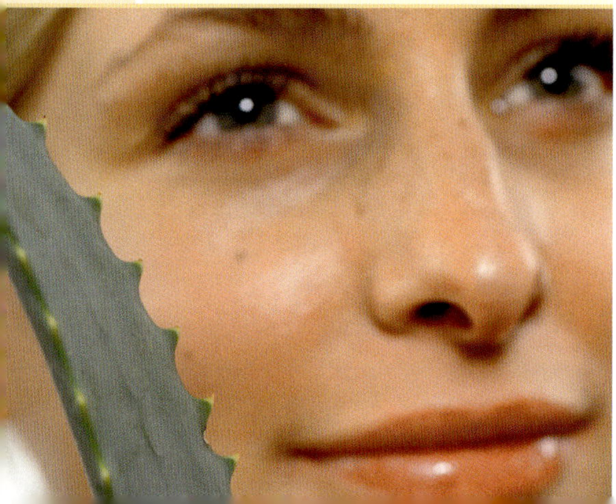

Beine, offene

Wenn die Venen an Elastizität verlieren, schließen die Venenklappen nicht dicht, so dass das Blut sich in Füßen und Beinen staut, anstatt zum Herzen zurückzufließen. Mit der Zeit lagern sich dadurch Partikel aus dem Blut im Bindegewebe ein. Indem der Körper versucht, sich von diesen Einlagerungen zu befreien und sie über die Haut ausscheidet, kommt es schließlich zu einem offenen Bein. Die Ursachen für dieses Krankheitsbild sind vor allem vererbte Bindegewebsschwäche, schädliche Essgewohnheiten, Nikotinkonsum und Bewegungsmangel. Doch Sie können etwas dagegen tun:

- Reiben Sie zwei- bis dreimal täglich mit einem Frischblatt-Stück, auf das Sie vorher ein paar Tropfen schwarzes Sesamöl geben, über die offene Stelle.

Dabei bildet sich sofort ein leicht klebriger Schutzfilm, der ein Spannungsgefühl verursachen kann. Schneiden Sie für jede Anwendung ein neues, frisches Blatt-Stück ab, um die Entzündung nicht noch zu verstärken.

- Nehmen Sie täglich dreimal 20 Milliliter Aloe-vera-Saft ein. Es kann jedoch bis zu einem halben Jahr dauern, ehe die Beine zuheilen.
- Zusätzliche Maßnahme: Vermeiden Sie langes Sitzen. Geht das nicht (zum Beispiel im Büro) vertreten Sie sich alle 30 Minuten die Beine.

Blähungen

Die Ursachen von Blähungen sind vielfältiger Natur: Sie können auf einer Unverträglichkeit von Speisen beruhen oder auf einem Mangel an Gallensäuren und anderen Verdauungsenzymen, die die Tätigkeit von Magen und Bauchspeicheldrüse anregen. Blähungen können aber auch auf Fäulnisbakterien oder Pilze im Darm hinweisen. Schließlich bietet der Magen-Darm-Trakt Bakterien und anderen Mikroorganismen, die vielfältige Ökosysteme bilden, einen idealen Lebensraum. So übersteigt denn auch die Anzahl der Keime im Darm die Zahl der Körperzellen um ein Zehnfaches – 100 Billionen Keime. Blähungen können aber auch Anzeichen einer Glutenunverträglichkeit oder Laktoseintoleranz sein. In diesem Fall dürfen Sie keine Vollkornprodukte oder Milchprodukte verzehren. Um Gewissheit zu erhalten, kann Ihr Arzt beispielsweise eine Stuhlprobe nehmen oder einen Bluttest machen.

- Für die innerliche Anwendung trinken Sie dreimal täglich 25 Milliliter Aloe-vera-Saft.
- Ergänzend nehmen Sie als homöopathische Zubereitung Globuli: Aloe D6 – dreimal täglich fünf Globuli, bis die Blähungen abklingen, maximal sechs Wochen lang.

Blasenentzündung

Gerade Frauen leiden oft an einer bakteriell verursachten Blasenentzündung. Auch in diesem Fall kann die Aloe auf sanfte Art Hilfe leisten.

- Nehmen Sie dreimal am Tag je 20 Milliliter Aloe-vera-Saft ein, bis die Blasenschwäche abgeklungen ist.
- Schneiden Sie ein längliches Gelstück aus einem Aloe-Frischblatt und führen Sie es vaginal ein. Es löst sich über Nacht auf.
- Als begleitende Therapie eignet sich eine Bach-Blüten-Behandlung mit »Star of Bethlehem«: drei Tropfen davon auf 100 Milliliter Wasser. Trinken Sie die Lösung über den Tag verteilt.
- Achten Sie außerdem auf Sauberkeit und stärken Sie Ihre Blasen- und Beckenbodenmuskulatur durch gezielte Übungen.

Blutarmut

Wenn Teint und Lippen blass sind, Sie jede Erkältung auffangen, sich antriebslos und energiearm fühlen, unter Ohrgeräuschen, Kopfschmerzen oder gelegentlichem Schwindel mit Flecken vor den Augen neigen, kann Blutarmut die Ursache sein: Ihr Körper produziert nur unzureichend rote Blutkörperchen. Um sicherzugehen, lassen Sie vom Arzt Blut abnehmen und die Laborwerte bestimmen.

- Durch die regelmäßige Einnahme von Aloe-vera-Saft unterstützen Sie den Blutbildungsprozess im Knochenmark, denn die Aloe verfügt über zahlreiche Inhaltsstoffe, die für die Blutbildung unerlässlich sind. Beginnen Sie bei Blutarmut mit zweimal je 25 Milliliter täglich und steigern Sie die Dosis langsam auf dreimal 20 Milliliter.

TIPP

KLEINE MENGEN ABMESSEN

Zum Abfüllen geringer Flüssigkeitsmengen (zwischen 5 und 60 Milliliter) eignet sich eine Uro-Box aus der Apotheke, die eigentlich zum Auffangen von Urin dient. Auf Nachfrage erhalten Sie dort außerdem oftmals auch kleine Messbecher mit bis zu sechs Milliliter Inhalt.

Blutungen

Zur Blutstillung ist Aloe das perfekte natürliche Erste-Hilfe-Mittel. In jedem Haushalt sollte daher zur (Erst-)versorgung von Schnitt- und Schürfwunden eine Aloe-Pflanze stehen.

- Schneiden Sie eine Scheibe vom Frischblatt ab, reinigen Sie die Wunde mit Wasser und streichen Sie dann mit der Aloe sanft über die betroffene Partie. Das Gel bildet dort sehr schnell einen schützenden Film.

Brandwunden

siehe: Verbrennungen

Darmbeschwerden

siehe: Magen-Darm-Beschwerden

Diabetes mellitus

Beim Diabetes mellitus (I=insulinpflichtig; II=Altersdiabetes) handelt es sich um eine Funktionsstörung der insulinproduzierenden Zellen der Bauchspeicheldrüse. Das Hormon Insulin ist notwendig, damit Zucker aus dem Blut in die einzelnen Körperzellen geschleust werden kann. Zahlreiche klinische Studien aus den USA zeigen, dass durch die regelmäßige, langfristige Einnahme von Aloe vera in Verbindung mit einer entsprechenden Diät

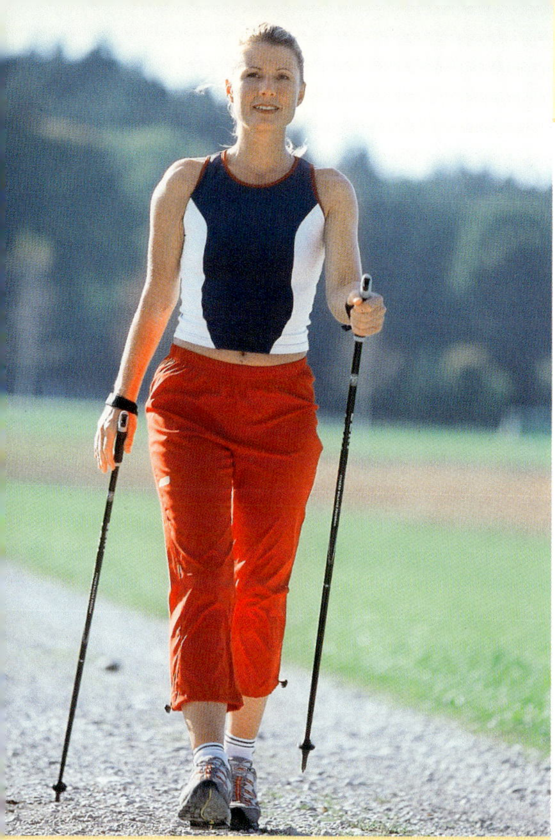

Sanfter Ausdauersport wie Nordic Walking wirkt positiv bei Diabetes.

der Insulinbedarf bis auf die Hälfte der gewohnten Dosis gesenkt werden kann.

- Nehmen Sie dazu morgens und abends je 25 Milliliter Aloe-Saft ein. Dadurch kann sich innerhalb von drei bis sechs Monaten selbst ein diabetischer Fuß wieder schließen, der durch Zuckereinlagerungen im Gewebe entsteht und zu Wundheilungsstörungen bis hin zu offenen → Beinen führen kann.
- Behandeln Sie die Wunde zweimal täglich mit einem Frischblatt und bedecken Sie den Gelfilm mit einer Gaze-Binde.

Ekzeme

Bei Ekzemen handelt es sich um mit Flüssigkeit gefüllte, meist juckende Bläschen auf der Haut, die beim Platzen Schorf bilden. Ihre Bildung beruht auf einer Stoffwechselstörung und ist Hinweis auf toxische Belastungen, von denen sich der Körper über die Haut zu entledigen versucht. Ein hervorragendes Einsatzgebiet für die Aloe: Sie wirkt entgiftend, harmonisiert Leber und Darm, regt Lymphe und Stoffwechsel an, pflegt die Haut und reinigt sie.

- Behandeln Sie die befallenen ekzematischen Hautpartien mit einem Frischblatt, das Sie bei jeder Behandlung wahlweise mit Schwarzkümmelöl, Avellanaöl oder schwarzem Sesamöl tränken.
- Auch eine mit Aloe-vera-Saft getränkte Auflage, die Sie zehn Minuten einwirken lassen, kann entzündungslindernd wirken. Die Anwendung empfiehlt sich mehrmals täglich.
- Nehmen Sie zusätzlich zweimal täglich je 15 Milliliter Aloe-vera-Saft ein.
- Eine manuelle Lymphdrainage bei der Kosmetikerin (etwa fünf Sitzungen) steigert die Durchblutung der Haut, wirkt entspannend auf das vegetative Nervensystem und fördert den Abtransport von Schlacken aus dem Gewebe, die anschließend über die Nieren ausgeschieden werden.

Erfrierungen

Manche Wintertage – gerade wenn sie sonnig und freundlich sind und »warme« Temperaturen vortäuschen – bringen die Gefahr von leichten Erfrierungen mit sich, zum Beispiel durch ungenügenden Kopfschutz beim Wintersport oder während langer Spaziergänge im Schnee. Meist sind Ohrläppchen oder Nasenspitze betroffen: Erstes Anzeichen für eine Erfrierung ist ein leichtes Prickeln, das dann in Schmerz übergeht und sich im schlimmsten Fall bis zur Empfindungs- und Gefühllosigkeit steigern kann.

- Mischen Sie einen Esslöffel Avocadoöl und zwei Esslöffel Aloe-Frischblatt-Gel und reiben Sie damit die erfrorene Körperpartie mehrmals am Tag ein. Verwenden Sie die Mischung immer nur einen Tag und stellen Sie sie am nächsten Tag neu her. Im Verlauf von einigen Tagen gehen die Erfrierungen erfahrungsgemäß zurück, und die Empfindungsfähigkeit stellt sich wieder ein.

INFO

DIE INNERE ANWENDUNG

Bei allen Hautproblemen ist es für den Heilungsprozess förderlich, Aloe vera auch innerlich einzunehmen: zweimal täglich je 30 Milliliter Saft. Haben Sie schon einmal das Gel eines Frischblatts versucht? Es hat einen fast neutralen Geschmack. Verfeinern Sie damit doch einfach Ihren Joghurt. Erhitzen Sie jedoch weder Gel noch Saft, da viele Wirkstoffe sonst verloren gehen.

Erkältung

Häufige Erkältungskrankheiten sind Ausdruck eines gestörten Immunsystems und einer verminderten Abwehrkraft, die oft mit besonderen beruflichen oder/und persönlichen Belastungen einhergehen.

- Nehmen Sie im akuten Fall dreimal täglich je 20 Milliliter Aloe-vera-Saft ein. Führen Sie die Therapie auch nach dem Gesunden noch weitere vier Wochen mit einer niedrigeren Dosis weiter (zweimal 25 Milliliter), damit sich Ihr Immunsystem vollauf regeneriert.
- Wollen Sie trotz hartnäckigen Schnupfens wieder einmal »durchschnaufen«, reiben Sie mit einem Frischblatt-Stück mehrmals täglich Ihre Nasenlöcher ein. Die wunden Stellen verschwinden, und der Schnupfen nimmt ab.
- Bei verstopfter und/oder verschleimter Nase, trockener Nasenschleimhaut, Nebenhöhlenentzündung, Erkältung, Mandel- und Rachenentzündung, Bronchitis, Heuschnupfen, Asthma bronchiale und Mittelohrentzündung verspricht zudem eine Spülung mit einer Nasendusche aus der Apotheke Linderung.

- Genauso hat sich bei Erkältungen die Anwendung von Ohrenkerzen bewährt. Sie haben einen reinigenden Einfluss auf die Ohren, unterstützen die Durchblutung und den Lymphabfluss im Kopf und schaffen eine wohltuend behagliche Atmosphäre. Und so wenden Sie eine Ohrenkerze an:
  Legen Sie sich auf die Seite; der Kopf ruht nur leicht erhöht auf einem Kissen, der Ohrkanal zeigt senkrecht nach oben. Achten Sie darauf, dass keine Zugluft herrscht, sonst geht die Kerze aus. Schützen Sie Ihre Schultern mit einem Handtuch für den Fall, dass doch ein wenig Asche von der Kerze fallen sollte. Bitten Sie Ihren Partner oder eine Freundin, die hohle, etwa 20 Zentimeter lange Kerze am oberen Ende anzuzünden und das untere Ende mit einer vorsichtigen, leicht drehenden Bewegung senkrecht in Ihr Ohr zu stecken, bis die Ohrkerze seitlich abdichtend aufsitzt. Dadurch entsteht während des Brennvorgangs ein Vakuum und eine Kaminwirkung, wodurch die Kopfdurchblutung angeregt wird. Sie selbst nehmen davon nur ein leichtes, angenehmes und entspannendes Knistern wahr. Wenn die Kerze nach zehn Minuten bis zur Markierung heruntergebrannt ist, wird sie von der helfenden Hand aus dem Ohr gezogen und die kleine Flamme in einem bereitstehenden Glas Wasser gelöscht.

Erschöpfung und Müdigkeit

Wenn Sie sich ohne erkennbaren Grund müde und abgeschlagen fühlen, sollten Sie bei einem Arzt oder Heilpraktiker die Ursache dafür abklären lassen – es könnte sich eine Krankheit dahinter verbergen. Anderenfalls kann Aloe helfen.

- Nehmen Sie täglich dreimal 20 Milliliter Aloe-vera-Saft ein.
- Verwenden Sie das Frischblatt mit schwarzem Sesamöl zur kosmetischen Behandlung Ihrer Gesichtshaut. Das belebt und erneuert Ihre Energie.

Ohrenkerzen regen die Durchblutung an und wirken lindernd bei Erkältungen.

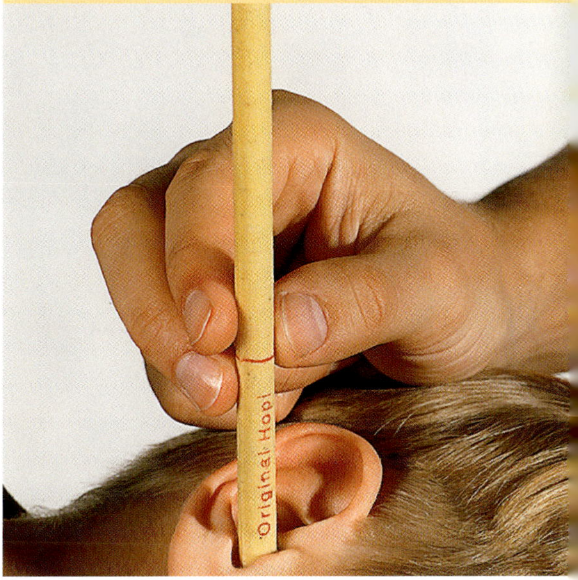

Fußpilz

Ein weit verbreitetes Übel: Etwa 16 Millionen Menschen sind allein in Deutschland mit Fußpilz infiziert, der sich an den Nägeln, zwischen den Zehen oder auf der Sohle ausbreitet. Analog zu den Fußpilzerkrankungen nimmt zudem auch die Zahl der durch Pilz verursachten Blutvergiftungen zu.
Die meisten Ärzte verschreiben bei Fußpilz Antimykotika (Antipilzmittel), die die Symptome zwar zunächst abklingen lassen. Langfristig führen die Medikamente jedoch zu einer Resistenz der Erreger, so dass der Pilz bald wiederkommt – etwa wenn Ihr Immunsystem schwächelt.
Fußpilz – egal ob es sich um Candida, Trichophyton oder eine andere Spezies handelt – ist also eine ernst zu nehmende Erkrankung. Feucht-nasser Boden (beispielsweise im Schwimmbad oder in der Sauna) stellt ein ideales Milieu für den Schmarotzer dar. Da helfen auch die üblichen Desinfektionsvorrichtungen nicht, im Gegenteil: Anstatt vor einem Befall zu schützen, tragen sie oft noch dazu bei, den Pilz zu verbreiten. Denn Infizierte tragen den Erreger genau dorthin, wo schon der vorige Benutzer stand und auch der nächste sich wieder hinstellt. So können sich die Sporen wie im Flug verbreiten.
Eine sanfte, aber wirksame Alternative zur gängigen Fußpilzbehandlung stellt die Behandlung mit Aloe vera dar.

- Tränken Sie ein Wattestäbchen in Aloe-vera-Saft und betupfen Sie die betroffenen Hautstellen mehrmals täglich vorsichtig damit.
- Wenn Sie ein Frischblatt zur Hand haben, können Sie die Partie alternativ auch mit dem frischen Gel behandeln.
- Rücken Sie dem Pilz im regelmäßigen Wechsel zur Aloe abends mit zwei bis drei Tropfen Teebaumöl oder Grapefruitkernextrakt zu Leibe.
- Um den Pilz, der Ihr Blut übersäuert, auch von innen her zu bekämpfen, nehmen Sie täglich dreimal je 20 Milliliter Aloe-vera-Saft ein. Beenden Sie die Einnahme zwei Wochen nach Abklingen der Symptome.
- Ziehen Sie jeden Tag andere Schuhe an, damit diese abtrocknen können und sich kein »Pilz-Biotop« bildet. Wenn Ihre Füße stark schwitzen, wechseln Sie zusätzlich einmal am Tag die Strümpfe.

Gastritis

Als Gastritis wird eine Magenschleimhautentzündung bezeichnet, die sich durch Völlegefühl, saures Aufstoßen oder Magenschmerzen nach dem Essen bemerkbar macht. Sie kann entweder durch den Helicobacter pylori verursacht werden (ein Bakterium, das die Magenschleimhaut besiedelt und zu Entzündungen der Magenschleimhautzellen führt) oder durch falsche, meist extreme Essgewohnheiten entstehen, wie durch zu hastiges Kauen, zu viel, zu saure, zu süße, zu heiße, zu kalte oder zu scharfe Nahrung. Auch übermäßiger Alkoholkonsum und regelmäßige Tabletteneinnahme können eine Gastritis nach sich ziehen. Darüber hinaus begünstigen psychische Faktoren (Ärger, Angst, Überforderung) oder eine allergische Veranlagung die Krankheit.

- Nehmen Sie dreimal täglich 30 Milliliter Aloe-vera-Saft ein.
- Bereichern Sie zudem Müsli, Joghurt und ähnliche Speisen so oft es geht mit Aloe-Stückchen aus dem Frischblattgel.
- Verwenden Sie nach dem Essen einen pflanzlichen Magenbitter.
- Hören Sie auf zu rauchen und nehmen Sie sich regelmäßig Zeit für Entspannungsübungen, wie Autogenes Training oder Yoga.

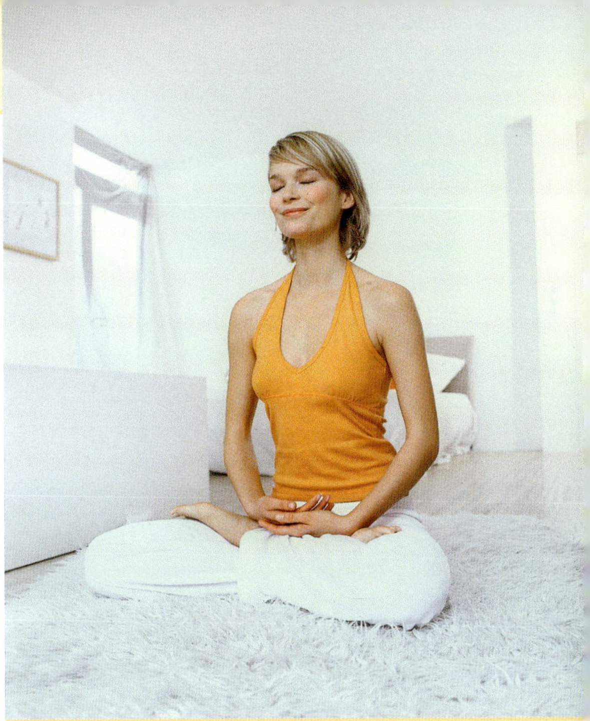
Yoga hilft, Stress besser zu bewältigen, und beugt so einer Gastritis vor.

Gicht

Bei dieser Krankheit lagern sich Harnsäurekristalle in den Gelenken, Schleimbeuteln und benachbarten Knochen oder Weichteilen ein, was sich vorwiegend nachts durch einen Schmerzanfall bemerkbar macht. Gicht beginnt meist am Großzehengrundgelenk, kann aber auch jedes beliebige Gelenk des Bewegungsapparates befallen. Die Krankheit steht in engem Zusammenhang mit falschen Essgewohnheiten (fetthaltige Speisen, übermäßiger Fleischkonsum, schwere Weine und anderer Alkohol). Aber auch die regelmäßige Einnahme harntreibender Medikamente fördert die Harnsäurebildung und -ablagerung. Aloe vera kann zwar dazu beitragen, Schmerzen zu lindern und den Rückgang der Krankheit zu beschleunigen. Die Behandlung muss aber immer mit einer Ernährungsumstellung und Bewegung einhergehen.

- Nehmen Sie jeden Tag dreimal 25 Milliliter Aloe-vera-Saft ein.
- Behandeln Sie Ihr krankes Gelenk morgens und abends mit Aloe-vera-Frischblatt-Gel.
- Im akuten Gichtanfall empfiehlt sich eine Kompresse mit Aloe-Saft oder Gel.

Grippe

Grippe ist eine Viruskrankheit, die mit Fieber und Gelenkschmerzen einhergeht und meist der ärztlichen Behandlung bedarf.

- Sie unterstützen den Heilungsprozess, indem Sie zweimal täglich je 20 Milliliter Aloe-Saft oder -Gel einnehmen.
- Als wohltuend haben sich ätherische Aromaöle in der Duftlampe erwiesen, die einen klärenden und erfrischenden Duft verströmen und entzündungshemmend auf die Schleimhäute im Nasen- und Rachenraum wirken. Ideal sind ätherisches Orangen-, Zitronen-, Lavendel-, Pfefferminz- und Bergamotteöl.
- Wie bei einer → Erkältung helfen Ohrenkerzen und Nasenspülungen.

INFO

ERKRANKTE SCHLEIMHÄUTE

Sind bei Erkrankungen auch die Schleimhäute betroffen, ist es wichtig, den Saft 10 bis 15 Sekunden im Mund zu behalten und dort hin und her zu bewegen, damit er über die Schleimhaut aufgenommen wird.

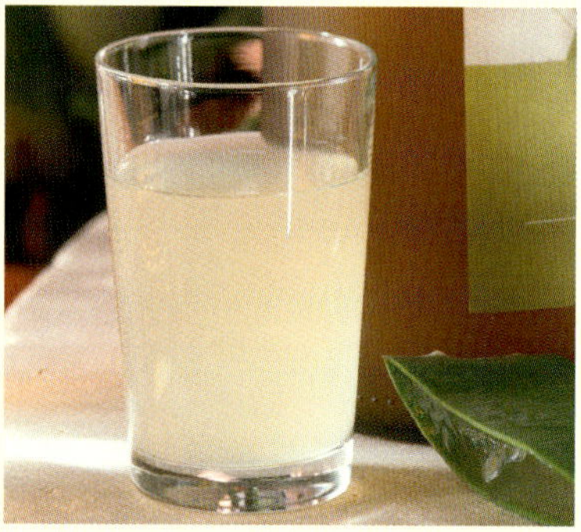

Hämorrhoiden

Wenn Sie unter Hämorrhoiden leiden, sind die Venen innerhalb und außerhalb des Afterschließmuskels erweitert oder bilden gar knötchenartige Ausbuchtungen. Jucken und Stechen können die Folge sein. Im schlimmsten Fall kann der Schließmuskel undicht werden. Die Veranlagung zu Hämorrhoiden ist in erster Linie durch Bindegewebsschwäche und einen niedrigen Blutdruck gegeben, der zu Durchblutungsstörungen führen kann. Aber auch falsche Essgewohnheiten und mangelnde Bewegung spielen eine Rolle.

- Schneiden Sie Frischblatt-Gel in Zäpfchenform zurecht und führen Sie dieses vor dem Schlafengehen in den After ein, wo es sich über Nacht auflöst.
- Die wunde Haut um den After können Sie mit einer Mischung aus Aloe-Gel und kaltgepresstem Öl beruhigen: Legen Sie dazu das ausgelöste Gel einer etwa zwei Zentimeter dicken Frischblatt-Scheibe rund fünf Minuten in wenig Öl ein. Zerdrücken Sie die Aloe dann mit der Gabel und rühren Sie alles um. Bereiten Sie diese Mischung täglich frisch zu und tragen Sie sie abends auf.

Hautpilz

Hautpilz kann sich nicht nur auf der Haut, der Kopfhaut und den Schleimhäuten des Mund- und Rachenraumes ausbreiten, sondern auch im Darm und Urogenitaltrakt. Die Haut ist gerötet und juckt in den meisten Fällen. Hautpilz ist ein ernst zu nehmendes Anzeichen für eine geschwächte Abwehr und kann ein Hinweis darauf sein, dass sich auch an anderen Regionen im Körper Pilze befinden, zum Beispiel im Blut oder im Darm.

Ein Pilzbefall im Körper und auf der Haut verschiebt den pH-Wert in Richtung sauer. Im Darm zerstören die ungebetenen Schmarotzer die Darmflora, die sowohl für die körpergerechte Aufschlüsselung der Speisen verantwortlich ist als auch einen wichtigen Bestandteil des Immunsystems darstellt. Wenn Sie also oft Blähungen haben, der Analbereich juckt oder sich Durchfall und Verstopfung abwechseln, sind dies mit großer Wahrscheinlichkeit Zeichen dafür, dass sich Pilze im Darm ausgebreitet haben. Ebenso kann Heißhunger auf Süßigkeiten auf einen Befall durch Pilze hindeuten, die sich am liebsten von Zucker ernähren.

So wie der Pilz sich munter an den Nährstoffen aus Ihrer Nahrung bedient, gibt er auch seine Stoffwechselprodukte in Ihr Blut ab. Diese sind pures Gift für den Körper und bedeuten nie enden wollende Arbeit für Ihre Leber.

Da Pilze Mineral- und Vitaminstoffräuber sind, ist ein Befall immer auch ein sicheres Zeichen dafür, dass ein Vitalstoffmangel vorliegt. Ein Teufelskreis beginnt: Denn ein ausgewogener Stoffwechsel ist für eine intakte Immunabwehr unabdingbar.

- Nehmen Sie täglich dreimal je 25 Milliliter Aloe-vera-Saft ein. Der enthaltene Wirkstoffkomplex bekämpft die Stoffwechselprodukte des Pilzes und reinigt das Blut. Spülen Sie den Saft rund 30 Sekunden im Mund hin und her, ehe Sie ihn schlucken (siehe Kasten links).
- Bei Mundpilz, Soor oder Aphthen gurgeln Sie täglich dreimal mit jeweils 15 Milliliter Aloe-vera-Saft.
- Lutschen Sie zwischendurch immer wieder einmal ein Stück frisches Aloe-vera-Gel.
- Zur äußeren Anwendung fahren Sie morgens und abends mit einem in kaltgepresstem Öl getränkten Aloe-vera-Frischblatt-Stück über die befallenen Hautstellen.

ACHTUNG HEFE

INFO

Wenn Sie an Hautpilz leiden, sollten Sie den Konsum von Hefeprodukten – vor allem Brot und Bier – stark reduzieren. Denn Hefe lässt den Candida-Pilz gut gedeihen.

Herpes labialis

Geschwollene, aufgesprungene Lippen werden oft vom Herpesvirus verursacht und können zur Entstehung juckender oder entzündeter Bläschen führen. Ein geschwächtes Immunsystem begünstigt das Geschehen.

- Zur Stärkung des Immunsystems nehmen Sie dreimal täglich je 15 Milliliter Aloe-vera-Saft ein.
- Schneiden Sie eine dünne Scheibe von einem Frischblatt ab und fahren Sie mit der Schnittfläche über Ihre Lippen – zweimal täglich.
- Alternativ tränken Sie ein Wattestäbchen in Aloe-vera-Saft und betupfen damit mehrmals täglich die Herpesbläschen.

Immunschwäche

Das menschliche Immunsystem ist ein komplexes Geflecht verschiedener Regelkreise und Organsysteme. Vor allem Darm, Leber, Lymphsystem, Blut, Hormone und Durchblutung kommen eine tragende Rolle zu. Die Abwehrkräfte stehen darüber hinaus in einem engen Zusammenhang mit unserer Lebens- und Denkweise. Je mehr Druck wir ausgesetzt sind, desto mehr steigt die Anfälligkeit für Erkrankungen. Tun Sie sich deshalb gerade in kritischen Phasen selbst viel Gutes: Planen Sie ausreichend Auszeiten ein, um sich zu entspannen und zu sammeln (etwa durch Yoga und Autogenes Training) oder hüpfen Sie sich auf einem Mini-Trampolin in gute Laune. Schließlich hat der psycho-neuro-hormonelle Regelkreis großen Einfluss auf das Immunsystem. Gehen Sie aus diesem Grund auch nie gestresst zu Bett – egal wie müde Sie sind. Entspannen Sie sich vor dem Schlafengehen, ein tiefer und erholsamer Schlaf wird es Ihnen lohnen.

- Nehmen Sie vom Aloe-vera-Saft dreimal täglich je 25 Milliliter ein.
- Gönnen Sie sich am Morgen eine Gesichtsreinigung mit einem Frischblatt (siehe Seite 112 f.). Das dauert nur wenige Minuten, macht munter und weckt Ihre Lebensgeister.
- Ein Arzt oder Heilpraktiker sollte ausschließen, dass ernste Prozesse Ursache Ihrer Immunschwäche sind. In einigen Fällen kann eine Immunschwäche auch Hinweis auf psychische Probleme privater oder beruflicher Art sein. Gehen Sie dem nach. Lassen Sie zudem Ihre Zähne untersuchen, denn wurzelbehandelte, amalgamgefüllte oder unerkannt eitrige Zähne sind Krankheitsherde und verhindern die Heilung.

Insektenstiche und -bisse

Schon von den alten Maya ist überliefert, dass sie Aloe gegen Insektenstiche anwandten. Wenn Sie also auf dem Land leben, ein Haustier halten, im Sommer viel Zeit im Freien verbringen, allergisch auf Insektenstiche reagieren oder kleine Kinder haben, ist eine Aloe-Pflanze als »Erste-Hilfe-Apotheke« nach Insektenstichen oder Flohbissen äußerst sinnvoll. Sofort zum Einsatz gebracht, verhindert das dickflüssige, nährstoffhaltige Gel der Aloe nämlich effektiv, dass sich Rötung und Juckreiz einstellen.

- Trennen Sie bei Bedarf ein Blatt von der Pflanze ab, schneiden Sie ein Stück ab und fahren Sie damit über die verletzte Stelle. Sofort bildet sich ein Schutzfilm, der innerhalb kürzester Zeit von der Haut aufgenommen wird.
- Sie können die Aloe auch vorsorglich einsetzen: Reiben Sie dazu Ihre Haut mit Aloe vera ein, bevor Sie ins Freie gehen und sich auf eine Wanderung, zum Spazierengehen oder Baden begeben.

Juckreiz

Juckt die Haut, ist dies ein Zeichen dafür, dass Giftstoffe oder Allergene von außen mit der Haut in Kontakt gekommen sind und durch die Poren in sie eindringen konnten. Andersherum können aber auch Giftstoffe von innen auf die Hautoberfläche gelangen, wie es bei → Neurodermitis oder → Psoriasis der Fall ist.

- Um den Juckreiz zu stillen, geben Sie ein paar Tropfen Klettensamen- oder Schwarzkümmelöl auf die juckenden Stellen und verteilen das Öl, indem Sie mit einem Aloe-vera-Frischblatt-Stück darüber streichen. Auf diese Weise verbinden sich die heilenden Wirkstoffe der Aloe mit dem Öl und werden durch die Poren bis in die untersten Hautschichten transportiert.
- Bewährt haben sich auch Kompressen mit Aloe-vera-Saft oder dem Gel eines Frischblattes, die Sie auf die juckenden Stellen auflegen. Nach etwa 10 Minuten gehen Rötung und Schwellung zurück.

Aloe-Gel vertreibt Insekten. So können Sie die Natur unbeschwert genießen.

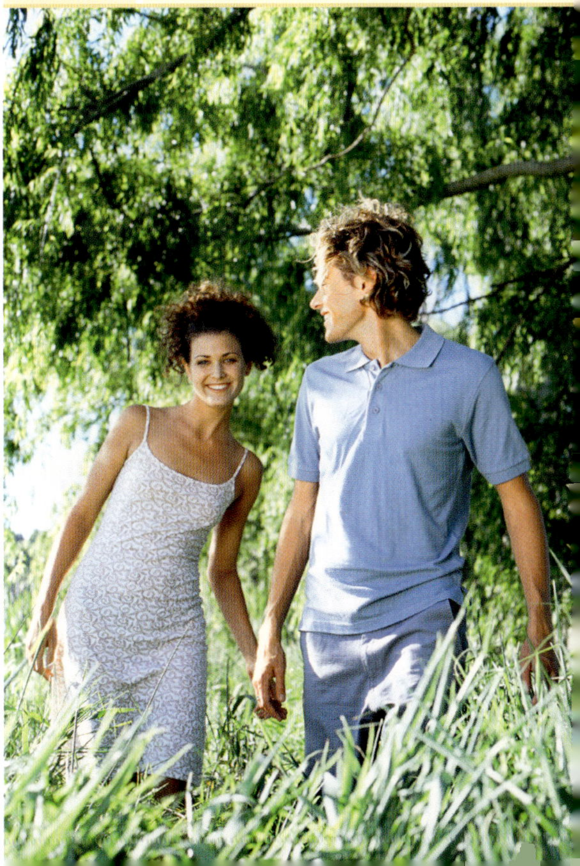

Kopfschmerzen

Wechselnde Luftdruckverhältnisse lösen gerade bei wetterempfindlichen Personen schnell Kopfschmerzen und Kreislaufschwäche aus.

- Zählen auch Sie zu den Betroffenen, kühlen Sie im akuten Stadium mit einem Frischblattstück Stirn und Schläfen oder legen Sie zehn Minuten lang eine Kompresse aus Aloe-vera-Saft auf.
- Zur inneren Einnahme verabreichen Sie sich zweimal täglich je 20 Milliliter Aloe-vera-Saft, bis die Kopfschmerzanfälligkeit abnimmt.

WICHTIG

HÄUFIGES KOPFWEH

Wenn Sie regelmäßig Kopfschmerzen haben, sollten Sie abends auf Rohkost und Salat verzichten. Denn der Dickdarm stellt während des Schlafs seine Tätigkeit ein: Speisereste von roher Kost, die von der Aufnahme bis zur endgültigen Verarbeitung im Dickdarm sechs Stunden benötigen, werden dann nicht mehr verwertet. Es kommt zu einem bakteriellen Fäulnisprozess, der die Rohkostreste zersetzt. Dabei werden Giftstoffe frei, die in die Blutbahn gelangen und Kopfschmerzen und Migräne auslösen können.

- Bei Spannungskopfschmerzen helfen frische Luft und ein paar Tropfen eines ätherischen Öls im Nacken, zum Beispiel Melisse, Lavendel, Zitrone oder Bergamotte. Akupressur lindert Schmerzen: Greifen Sie mit den Händen von vorn rechts und links vom Hals auf die Schulter. Drehen Sie dann die Ellbogen nach außen, so dass die Finger sich ein wenig nach innen bewegen. Die darunterliegende Stelle etwa eine Minute sanft massieren.
- Auch Ohrenkerzen tragen zur Entspannung des Kopfes bei (➔ Erkältung).
- Achten Sie unbedingt darauf, genug zu trinken – 2,5 Liter Wasser pro Tag sind das Minimum.

Krampfadern

Krampfadern liegt wie bei offenen ➔ Beinen eine Bindegewebs- und Venenschwäche zugrunde. Besonders hoch ist das Risiko für Krampfadern bei Übergewicht, während einer Schwangerschaft und wenn Sie sehr viel stehen müssen. Doch Sie können etwas tun: Treiben Sie regelmäßig Sport, bei dem die Beinmuskulatur gefordert wird, wie beim Walking, Radfahren, Trampolinspringen, Tanzen oder Spazierengehen. Schlagen Sie außerdem beim Sitzen die Beine nicht übereinander. Die beste Methode, die Elastizität der Venenwände zu stärken, sind jedoch heiß-kalte Wechselduschen – idealerweise täglich. Beginnen Sie mit lauwarmem bis warmem Wasser und hören Sie mit kaltem auf. Richten Sie den Wasserstrahl von unten nach oben in kreisenden Bewegungen erst auf Ihr rechtes, dann auf Ihr linkes Bein. Fangen Sie am Fuß an, gehen Sie über die Wade nach oben bis zum Knie, dann wieder zurück zum Fuß. Machen Sie weiter so, bis Sie die Wade von allen Seiten mit dem Wasserstrahl »bearbeitet« haben. Dann wechseln Sie zur linken Wade, bevor Sie den rechten Oberschenkel auf die gleiche Weise behandeln: vom Knie hoch zur Leiste und wieder hinunter, danach den linken Oberschenkel.

- Nehmen Sie zweimal täglich jeweils 20 Milliliter Aloe-vera-Saft ein oder mischen Sie Frischblatt-Stückchen in ein Müsli oder einen Joghurt.
- Eine Frischblatt-Massage mit zwei bis drei Tropfen Avellanaöl belebt Ihre müden Beine.
- Ergänzend nehmen Sie die Schüßler-Salze Silicea D12 und Calcium fluoratum D12 ein – jeweils vier Tabletten am Morgen.
- Achten Sie auf salzarme und kohlenhydratarme Kost.

Krebs

Operation, Chemotherapie und Bestrahlung sind heute die üblichen Methoden im Kampf gegen Krebsleiden. Vor allem während einer Chemotheraie kann Aloe-vera-Saft wertvolle Hilfe leisten, damit das Immunsystem und die angegriffenen Schleimhäute sich wieder regenerieren. Ein naturheilkundlich aufgeschlossener Arzt legt aus diesem Grund einen Tag vor und einen Tag nach der Chemotherapie eine Infusion aus Aloe-vera-Saft an. Das unterstützt die Wirkung der Chemotherapie und verringert ihre Nebenwirkungen.

- Die tägliche Einnahme von zweimal je 200 Milliliter Aloe-vera-Saft empfiehlt sich, sobald Krebs diagnostiziert wurde – unabhängig vom Stadium der Krankheit und von Chemotherapie. Denn die Vitalstoffe der Aloe unterstützen Ihren Stoffwechsel beim Abbau und Abtransport zerstörter Krebszellen.
- Bei Hautentzündungen und Verbrennungen durch Strahlentherapie kann Aloe vera wahre Wunder bewirken.

ALOE STÄRKT WEISSE BLUTKÖRPERCHEN

INFO

Untersuchungen haben gezeigt, dass die Wirkstoffe der Aloe vera für eine Vermehrung bestimmter weißer Blutkörperchen verantwortlich sind und diese körpereigenen Killerzellen, die Antikörper gegen Krankheitserreger produzieren, in ihrer Vernichtungsaktivität um rund das Zehnfache stärken.

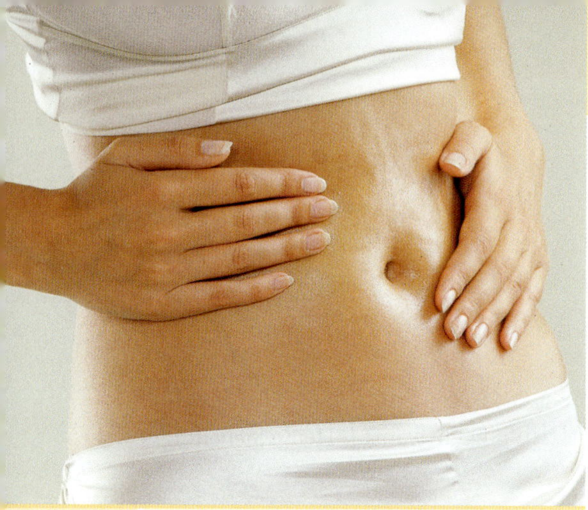

Eine krampflösende Bauchmassage lindert Magen-Darm-Beschwerden.

Bestreichen Sie die verletzte Haut nach der Bestrahlung mehrmals täglich mit einem Frischblatt – abwechselnd mit und ohne einige Tropfen Avellanaöl. Ebenfalls wirksam sind Umschläge mit Aloe-vera-Saft, die Sie mehrmals täglich etwa zehn Minuten auf die verbrannte Haut einwirken lassen.

Lebererkrankungen

Die Leber ist das größte Stoffwechselorgan des Körpers. Mehr als vierhundert Funktionen kennt die Wissenschaft heute, die von der Leber übernommen werden – auch wenn die so genannten Leberwerte, nach denen unser Blut untersucht wird, nur über einen Bruchteil dieser Aufgaben Auskunft geben. Schon lange bevor sich die Leberwerte verändern, kann es deshalb bereits zu einer eingeschränkten Tätigkeit der Leber kommen. Da das Organ selbst keine Schmerznerven besitzt, kann es jedoch nicht direkt auf sich aufmerksam machen, sondern nur indirekt: So weisen beispielsweise Verdauungsbeschwerden, chronische Müdigkeit und Energielosigkeit auf eine mögliche Dysfunktion der Leber hin.

Ein absolutes Muss ist die zuverlässige »Leberpflege« bei regelmäßiger Medikamenteneinnahme oder Alkoholkonsum. Sorgen Sie gleichzeitig durch ausreichend Bewegung für den Abbau von Ärger und psychischen Spannungen.

- Zur regenerierenden Pflege Ihrer Leber empfiehlt sich die kurmäßige Einnahme von Aloe-vera-Saft – im Frühjahr und im Herbst, jeweils über einen Zeitraum von sechs Wochen. Trinken Sie während dieser Zeit zweimal täglich je 20 Milliliter Aloe-Saft. Wenn Sie gleichzeitig viel Löwenzahn(salat) und Artischocken essen, unterstützen Sie die Regeneration Ihrer Leber.
- Während einer Reduktionsdiät oder Leberentgiftung sind Leberwickel aus Aloe-vera-Saft hilfreich, die Sie zehn Minuten auflegen und einwirken lassen.

Magen-Darm-Beschwerden

Zwar wird bei Verstopfung oder als Zugabe zu Magenbitter das Aloin der Aloe capensis und arborescens verwendet. Aber auch die vom Aloin befreite Aloe vera kann bei Problemen des Verdauungstraktes helfen –

wenn auch nicht gegen Verstopfung, so doch bei Völlegefühl, Sodbrennen oder Blähungen. Untersuchungen haben sogar gezeigt, dass sie auch bei Magengeschwüren Linderung bringen kann.

- Nehmen Sie dreimal täglich je 20 Milliliter Aloe-Saft ein. Alternativ schneiden Sie ein Stück aus dem Frischblatt und mengen die Gelwürfelchen ins Essen (zum Beispiel ins Müsli oder Joghurt).
- Da Magenprobleme häufig mit inneren Spannungszuständen einhergehen, wirkt eine Bauchmassage krampflösend und beruhigend. Wählen Sie hierfür Johanniskrautöl und streichen Sie im Uhrzeigersinn von innen nach außen sanft mit der flachen Hand über Ihren Bauch.

Menstruationsprobleme

Wenn Ihre Periode unpünktlich kommt oder von Schmerzen und Krämpfen begleitet wird, versuchen Sie es mit Aloe vera. Da ihr Wirkstoffkomplex den gesamten Stoffwechsel des Körpers harmonisiert, können durch regelmäßige Einnahme von Aloe-Saft auch die Regeneration der Gebärmutterschleimhaut und die zyklische Produktion der Hormone Östrogen und Progesteron günstig beeinflusst werden. Bei akuten Schmerzen hilft Aloe vera nicht.

- Nehmen Sie zweimal täglich jeweils 25 Milliliter Aloe-vera-Saft ein.
- Bei akuten Beschwerden empfiehlt sich eine Unterleibsmassage mit einer krampflösenden Mischung aus Jojobaöl und ein paar Tropfen ätherischem Sandelholz-, Narden- oder Orangenöl.
- Als unterstützende Maßnahme hat sich das Schüßler-Salz Magnesium phosphoricum D3 bewährt (»Heiße Sieben«): Geben Sie abends sieben bis zehn Tabletten auf eine halbe Tasse heißes Wasser, rühren Sie mit einem Plastiklöffel um und trinken Sie das Ganze sofort.

Mundschleimhautentzündung

Wenn Ihre Abwehrkräfte geschwächt sind, können Pilze und Bakterien Mundhöhle und Zahnfleisch befallen. Die Schleimhäute sind – durch Vitamin- und Mineralstoffmangel schlecht versorgt – dann vermehrt anfällig für die Eindringlinge. Mundschleimhaut- und Zahnfleischentzündungen sind schmerzhaft und lästig

SELBSTHEILUNGSKRÄFTE

TIPP

Vertrauen Sie auf die Selbstheilungskräfte Ihres Körpers, übernehmen Sie Eigenverantwortung und lassen Sie es sich gut gehen. Denn eine positive Einstellung zu sich selbst und zum eigenen Körper ist die beste Voraussetzung für den Erfolg jeder Heilmaßnahme.

und können zudem die Nahrungsaufnahme beeinträchtigen, da die betroffenen Schleimhäute sensibel auf Speisen und Getränke reagieren. Es kann außerdem zu Mundgeruch kommen; schließlich sind rund 90 Prozent dessen Ursachen im Mund selbst zu finden. Ganz wichtig: Sollten sich große Aphthen bilden, suchen Sie unbedingt einen Arzt auf, um auszuschließen, dass es sich bei den Erosionen um bösartiges Gewebe handelt.

- Nehmen Sie dreimal täglich jeweils 15 Milliliter Aloe-vera-Saft ein. Behalten Sie ihn etwa 30 Sekunden im Mund und bewegen Sie ihn dabei hin und her, bevor Sie ihn hinunterschlucken. Abends nach dem Zähneputzen ist die »Spülung« besonders wirkungsvoll.
- Schneiden Sie sich tagsüber immer wieder einmal ein paar kleine Aloe-vera-Gelstücke aus einem Frischblatt und stecken Sie sie für eine Weile zwischen Wangen und Zähne, bevor Sie sie hinunterschlucken.
- Alternativ können Sie das Gel direkt mit einem Stück Frischblatt in die Mundschleimhaut einmassieren.

Muskelkater, -entzündung und -schmerzen

Bei ungewohnten körperlichen Anstrengungen und vermehrtem körperlichen Leistungsdruck schalten die Muskelzellen zur schnellen Energiegewinnung auf die so genannte anaerobe Glykolyse um. Dabei wird der Zucker aus den körpereigenen Kohlenhydratdepots in den Muskeln ohne Sauerstoff in Energie umgewandelt. Dabei entsteht Milchsäure, die Muskelkater verursacht.

- Schmerzen die Muskeln, hilft das mehrmalige Einreiben mit Frischblatt-Gel und schwarzem Sesamöl. Die entzündungshemmenden und schmerzlindernden Wirkstoffe der Aloe dringen in das schmerzende Muskelgewebe ein und unterstützen so den Abtransport der Milchsäure aus der Muskulatur.
- Wenn Sie viel Sport treiben und deshalb reichlich Energie benötigen oder einen Beruf ausüben, bei dem täglich Muskelkraft gefragt ist, nehmen Sie vorsorglich zweimal täglich 20 Milliliter Aloe-vera-Saft ein.

Mykosen

siehe auch: Hautpilz

Unter Mykosen versteht man einen Pilzbefall. Dabei werden drei Hauptgruppen von Pilzen unterschieden: Candida, Dermatophyten sowie Aspergillus. Candida und Dermatophyten befallen Haut und Schleimhäute (➔ Fuß- und Hautpilz). Der Aspergillus findet sich überwiegend in Blut, Lunge und anderen inneren Organen. Ein Befall macht sich – wie die Belastung mit anderen Pilzarten auch – durch Verdauungsbeschwerden, Abgeschlagenheit, Müdigkeit, Missmut, Energieverlust und nicht zuletzt durch ein geschwächtes Immunsystem bemerkbar. Der Pilz lässt sich im Blut nachweisen, weshalb ein Besuch beim Arzt ratsam ist. Radikale Pilzdiäten bringen in der Regel nur vorübergehenden Erfolg, weil sich der Pilz dadurch nur kurzzeitig zurückzieht, um später – sobald Sie Ihre alten Essgewohnheiten wieder aufnehmen – zurückzukehren. Trotzdem: Wurde der Aspergillus-Pilz im Blut nachgewiesen, essen Sie in jedem Fall keinen Schimmelkäse mehr. Auch Obstsäfte aus Mischobst sind ein beliebter »Tummelplatz« für den Pilz. Schränken Sie also Ihren Saftkonsum ein. Von Nüssen sollten Sie ebenfalls besser die Finger lassen.

Da Aspergillus im Kühlschrank sitzt und sich durch ungenügend abgedeckte schimmelnde Speisen schnell verbreitet, empfiehlt es sich, den Kühlschrank mindestens alle sechs Wochen mit einer desinfizierenden Apfelessig-Lösung zu reinigen. Unterschätzen Sie den Pilz auf keinen Fall. Hat er es erst einmal bis in Ihr Blut geschafft, breitet er sich dort munter aus, was zu Übersäuerung des Blutes führt: Die roten Blutkörperchen verklumpen und können deswegen weniger Sauerstoff aufnehmen als normalerweise.

- Nehmen Sie zur Stärkung der Abwehr und zur Schleimhautregeneration täglich zweimal je 30 Milliliter Aloe-vera-Saft ein.

Narbenschmerzen

Mithilfe der Aloe vera können Sie die Narbenbildung insoweit verbessern, als sich die Narbe im Hautton dem sie umgebenden gesunden Gewebe anpasst. So ist sie später kaum sichtbar.

- Massieren Sie mehrmals täglich etwas Gel aus dem Frischblatt in die Wunde.
- Eine Mischung aus reifem Avocadofruchtfleisch und Aloe-Frischblatt-Gel beschleunigt die narbenfreie Heilung der Haut. Massieren Sie das Gemisch mehrmals täglich sanft in die verwundete oder verbrannte Hautpartie ein. Das Mischungsverhältnis hängt vom Reifegrad und von der Konsistenz der Avocado ab. Als Anhaltspunkt gilt: 75 Prozent Aloe vera, 25 Prozent Avocado.

WICHTIG !

KEINE BESSERUNG?

Wenn es Ihnen trotz vierwöchiger Einnahme von Aloe vera nicht wirklich besser geht, kann dies daran liegen, dass die Vitamine und Mineralstoffe der Aloe versteckte Pilze oder andere Schmarotzer, Bakterien oder Viren am Leben erhalten. In diesem Fall benötigen Sie zusätzlich eine Darmsanierung und Ausleitungstherapie durch einen naturheilkundlichen Therapeuten.

- Bei schmerzenden und wetterfühligen Narben mischen Sie Avellanaöl und Aloe-vera-Frischblatt im Verhältnis 1:2 und tragen etwas davon auf die Narbe auf. Die Haut wird dadurch elastischer und weicher, Verhärtungen im Narbengebiet entspannen sich, die Schmerzen lassen nach.

Nasennebenhöhlenentzündung

Zu den Nasennebenhöhlen zählen die Siebbeinhöhle, die Stirnbein-, die Keilbein- und die Kieferhöhlen. Diese Ausbuchtungen im Schädel sind mit Schleimhäuten ausgekleidet, die sich – wenn Sie dazu neigen – leicht entzünden können. Bei Erkältungserregern und Zugluft oder wenn eine Erkältung nicht ausgeheilt wurde, reagieren die Nasennebenhöhlen dann empfindlich, schwellen an und sondern ein schleimiges Sekret ab. Schnupfen, eine verstopfte Nase mit behinderter Atmung und Kopfweh können die Folge sein.

- Das innere Blattgel der Aloe vera hat eine schleimige Konsistenz, die regenerierend auf alle Schleimhäute im Körper wirkt. Nehmen Sie daher dreimal täglich 15 Milliliter Aloe-vera-Saft ein.
- Zusätzlich können Sie zum Abschwellen der Nasenschleimhaut mit einem schmal zugeschnittenen Gelstück mehrmals täglich das Innere der Nase einreiben.
- Auch für Stirn und Wangenknochen ist das kühlende und abschwellende Gel eine Wohltat. Mischen Sie es mit ein paar Tropfen Öl und tragen Sie es auf die betroffenen Partien auf.
- Bei einer akuten Nasennebenhöhlenentzündung mit Kopfschmerzen und gegebenenfalls geschwollenen oder verhärteten Lymphknoten bringt wie bei einer → Erkältung eine ergänzende Ohrenkerzenbehandlung schonende, entspannende und unmittelbar einsetzende Linderung. Das Gleiche gilt für den Einsatz einer Nasendusche.
- Auch eine manuelle Gesichtslymphdrainage hilft, dass die Symptome schnell wieder abklingen. Ein oder zwei Termine bei einer Kosmetikerin, Masseurin oder Heilpraktikerin sind zu Beginn der Entzündung und Behandlung ein sehr guter Heilimpuls.

TIPP

DARM MITBEHANDELN

Bei Infekten der Nasennebenhöhlen sollten Sie immer auch den Darm mitbehandeln. Denn Darm und Nasennebenhöhlen stammen entwicklungsgeschichtlich aus demselben embryonalen Keimblatt, weshalb ein Wirkzusammenhang zwischen ihnen besteht. Mit der inneren Einnahme von Aloe vera sorgen Sie gleichzeitig für eine ausgewogene Darmflora.

Nervenschmerzen

»Schmerz ist der Schrei der Zelle nach Sauerstoff«, heißt es. Auch die Nervenzellen benötigen Sauerstoff und Nährstoffe und machen sich bei einer Unterversorgung etwa in chronisch angespanntem Muskelgewebe bemerkbar – sowohl an der betreffenden Stelle als auch im angrenzenden Gebiet. Es gibt allerdings noch ein paar andere Faktoren, die das Entstehen von Nervenschmerzen begünstigen. Dazu zählen schädliche Giftstoffe, eine Virusinfektion, Nikotin- oder Alkoholmissbrauch und Überanstrengung durch eine zu einseitige Tätigkeit.

- Tragen Sie mehrmals täglich reines Aloe-vera-Gel auf die schmerzende Stelle auf, indem Sie sanft mit einem Frischblatt-Stück darüber fahren.
- Auch eine kühlende Kompresse mit Aloe-Saft, die Sie etwa zehn Minuten einwirken lassen, schafft Linderung.
- Zur inneren Einnahme empfiehlt sich zweimal täglich eine Dosis von jeweils 20 Milliliter Aloe-vera-Saft.

Nesselsucht

Nesselsucht wird eine allergische Hautreaktion genannt, wenn die mit dem auslösenden Allergen in Kontakt gekommene Hautpartie zu einer schmerzenden oder juckenden Quaddel schwillt. Auch Brennnesseln und Quallen lösen diese aus.

- Indem Sie Aloe-vera-Gel auf die betroffene Stelle auftragen, verhindern Sie, dass sich die Schwellung ausbreitet, und beschleunigen ihre Rückbildung.
- Alternativ können Sie auch ein wenig Aloe-vera-Saft einmassieren.

Neurodermitis

Neurodermitis beginnt meist bereits in der Kindheit mit Juckreiz, Rötung, Schuppung, Nässen und Krustenbildung der Haut – vor allem an den Wangen, den Gelenkbeugen und am Gesäß. Beim Erwachsenen kommen noch Gesicht, Hals, Nacken, Schulter und Brust hinzu. Der Juckreiz ist besonders nachts quälend, und nicht selten geht damit ein allergisches Asthma einher. Allergische Disposition, Umwelteinflüsse (vor allem Giftstoffe) und psychische Faktoren tragen zum Enstehen bei.

ALOE UND KORTISON

WICHTIG !

Mit Kortison behandelte Haut kann vom Aloe-vera-Frischblatt gereizt werden. Behandeln Sie die Haut in diesem Fall lieber mit einer Kompresse aus Aloe-vera-Saft.
Lassen Sie sie zehn Minuten einwirken, damit Rötung, Juckreiz und Schwellung zurückgehen.

- Beginnen Sie die Einnahme des Saftes mit einer geringen Dosis, um die Haut nicht zu provozieren: Einmal täglich 10 Milliliter sind genug. Bekommt Ihnen die innere Anwendung, können Sie die Dosis langsam steigern – auf bis zu 30 Milliliter zweimal täglich.
- Behandeln Sie die Ekzeme mit Aloe-Frischblatt, auf das Sie wahlweise ein paar Tropfen Schwarzkümmelöl oder schwarzes Sesamöl gegeben haben.

Nierenerkrankungen

Wenn uns etwas sprichwörtlich an die Nieren geht, sind wir mit unserer ganzen Existenz betroffen und verletzt. Denn die Nieren sind wesentlich für alle vitalen Lebensfunktionen: Sie regeln den Flüssigkeitshaushalt und entscheiden, was im Blut bleibt und was ausgeschieden wird. Eine Nierenschwäche kann erblich bedingt sein oder durch die regelmäßige Einnahme von Medikamenten verursacht werden – vor allem von Schmerzmitteln. Rückenschmerzen, schuppige Haut und trüber Urin können Hinweis auf eine Funktionsstörung der Nieren sein. Bei diesen Anzeichen sollten Sie einen Arzt aufsuchen.

- Forschungen belegen, dass Aloe vera die Nieren in ihrer Ausscheidungstätigkeit und Regeneration unterstützt. Nehmen Sie daher bei einer chronischen Nierenerkrankung und bei einer Anfälligkeit für schmerzhafte Nierenbeckenentzündungen täglich dreimal je 20 Milliliter Aloe-vera-Saft ein.

INFO

ALOE VERA BEI KINDERN

Auch Kinder sprechen gut auf Aloe-vera-Anwendungen an. Wollen Sie Ihrem Kind Aloe-vera-Saft verabreichen, dann geben Sie Fünf- bis Zwölfjährigen etwa 15 Milliliter am Tag. Bei Kindern zwischen zwei und fünf Jahren reichen 10 Milliliter täglich, bei Kleinkindern genügt bereits eine Dosis von 5 Millilitern.

Ohrentzündungen

Gegen Ohrentzündungen können Sie mit Aloe wirkungsvoll und schonend angehen – gerade bei der Behandlung von Kindern zeigt sie gute Wirkung.

- Tränken Sie einen Wattebausch mit Aloe-vera-Gel oder -Saft und verschließen Sie das Ohr damit. Lassen Sie es zehn Minuten einwirken. Mehrmals täglich wiederholen.
- Zur Steigerung der Abwehrkräfte nehmen Sie täglich zweimal je 15 Milliliter Aloe-vera-Saft ein.
- Als zusätzliche Maßnahme wirken wie bei einer ➔ Erkältung Ohrenkerzen entzündungs- und schmerzlindernd.

Prellungen

siehe: Verletzungen

Psoriasis

Bei Psoriasis – neben Neurodermitis eine der häufigsten Hautkrankheiten – bilden sich auf der Haut scharf begrenzte, mit silberweißen Schuppen bedeckte, meist juckende Rötungen. Sie sind die Folge einer vermehrten Hautzellenbildung und treten bevorzugt an Ellbogen, Knien, in der Kreuzbeingegend und auf behaarter Kopfhaut auf. Beim Kratzen kommen die Schuppen deutlich hervor, darunter wird ein dünnes Häutchen sichtbar. Kratzen Sie dieses weg, beginnt die Stelle zu bluten.

- Behandeln Sie Ihre kranke Haut wie bei → Neurodermitis mit einer Frischblatt-Massage, mit dem Auflegen einer Aloe-Kompresse und der täglichen Einnahme von Aloe-vera-Saft. Beginnen Sie mit dreimal 15 Milliliter und steigern Sie sich langsam auf dreimal 20 Milliliter. Bei Erstverschlechterung mit der Dosis-Erhöhung abwarten, bis sich die Haut wieder beruhigt hat.
- Reiben Sie die befallenen Partien zusätzlich mit dem Inneren einer Bananenschale ab.
- Waschungen mit pH-neutraler Seife haben sich ebenso bewährt wie Wannenbäder mit Totes-Meer-Salz oder 125 Gramm Apfelessig als Bade-Zusatz.

Quetschungen

siehe: Verletzungen

Rheuma

Diese Krankheit wird durch fehlgeleitete Immunreaktionen gegen körpereigenes Gewebe des Bewegungsapparates hervorgerufen. Kann im Blut ein erblicher Rheumafaktor nachgewiesen werden, erhöht dies das Risiko zu erkranken. Rheuma kann sehr schmerzhaft sein und führt zu Bewegungseinschränkung. Die Krankheit vollzieht sich in Schüben, die das betroffene Gelenk oder die Muskulatur entzündungsartig befallen. Eine ganzheitliche Behandlung ist anzuraten, denn bei Rheuma wirken viele Faktoren zusammen. So haben sich beispielsweise hohe Gaben von Vitamin E bei rheumatischen Schüben als entzündungshemmend erwiesen und zum Rückgang der Symptome geführt.

Kompressen mit Aloe-Saft wirken kühlend und lindern Schmerzen auf sanfte Art.

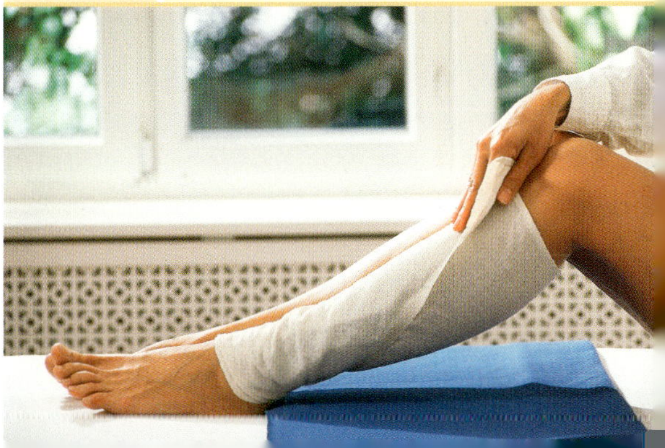

- Einreibungen des betroffenen Gebiets mit Aloe-vera-Frischblatt-Gel können ebenfalls eine Linderung der Schmerzen herbeiführen, wenn sie regelmäßig täglich durchgeführt werden.
- Bei einem Rheumaschub können Sie zusätzlich kühlende Kompressen auflegen. Tränken Sie dazu ein Tuch mit Aloe-vera-Saft und legen Sie es zehn Minuten auf die schmerzende Stelle.
- Bei chronischen Erkrankungen wie Rheuma ist eine ständige Einnahme von Aloe-vera-Saft notwendig, wollen Sie einer Verschlimmerung vorbeugen oder gar eine Schmerzlinderung und Verbesserung der Beweglichkeit erreichen. Trinken Sie morgens und abends jeweils 30 Milliliter Aloe-Saft.

Schürfwunden

siehe: Verletzungen

Schwangerschaftsstreifen

Weil die Haut am Bauch in der Schwangerschaft stark gedehnt wird, können Hautzellen zerstört werden. Nach der Entbindung wird dies in Form narbenähnlicher Streifen deutlich sichtbar.

- Geben Sie morgens und abends etwas Öl auf ein Frischblatt-Stück und fahren Sie damit über Ihre Schwangerschaftsstreifen. Dadurch passen sich die Streifen farblich der umgebenden Haut an.

Schwellungen

siehe: Nesselsucht und Verletzungen

Sehnenscheidenentzündung

siehe: Verletzungen

Sonnenbrand

Schützen Sie Ihre Haut im Sommer mit pflegender Aloe vor den schädlichen »Nebenwirkungen« der Sonne. Denn je mehr der Schutz durch die Ozonschicht abnimmt, desto aggressiver sind die UV-Strahlen – selbst wenn Sie sich nur kurz im Freien aufhalten.

- Reiben Sie Ihre Haut mit einem Stück Aloe-Frischblatt ein, um ihr zusätzliche Feuchtigkeit zu spenden. Vorsicht: Aloe vera allein hat keinen nennenswerten Lichtschutzfaktor, nur in Kombination mit Avellanaöl oder schwarzem Sesamöl (siehe Seite 57).
- Auch Einreibungen mit Aloe-vera-Saft schützen die Elastizität, Geschmeidigkeit und Frische Ihrer Haut vor Sonne.
- Sollten Sie weder Frischblatt noch Avellanaöl zur Hand haben, greifen Sie zu einem guten Aloe-vera-Sonnenöl aus dem Reformhaus oder Bioladen.
- Beruhigen Sie Ihre Haut nach dem Sonnenbad mit Aloe-Frischblatt-Gel oder -Saft. Beides wirkt entzündungshemmend und regenerierend.

Strahlenschäden

siehe: Verbrennungen

Tennisarm

Als Tennisarm wird ein schmerzendes Ellbogengelenk bezeichnet, das durch einseitige Belastung verursacht wird.

- Fahren Sie mit einem Frischblatt mehrmals täglich über das schmerzende Ellbogengelenk. Der sich bildende Schutzfilm wirkt entzündungshemmend.
- Eine Kompresse aus Aloe-vera-Saft, die Sie zehn Minuten einwirken lassen, beruhigt die Entzündung ebenso.
- Da in der Regel die darüber liegende Oberarmmuskulatur sehr hart und angespannt ist, empfiehlt sich auch eine Massage dieser Muskelgruppe mit Frischblatt-Gel, auf das Sie ein paar Tropfen Johanniskrautöl geben.

Venenentzündung

siehe: Krampfadern und Beine, offene

Verbrennungen

Der erfolgreichen Anwendung bei Verbrennungen nach Röntgenstrahlen verdankt die Aloe ihren Einzug in die medizinische Praxis in den USA. Mit Aloe behandelte verbrannte Haut, selbst Kopfhaut, heilt ohne sichtbare Narbenbildung und gleicht sich auch im Hautton der sie umgebenden gesunden Haut an – und das selbst bei Verbrennungen dritten Grades.

- Trennen Sie bei Bedarf ein Blatt möglichst nah am Stamm ab (alternativ können Sie auch ein einzelnes Frischblatt verwenden). Schneiden Sie ein ein bis zwei Zentimeter breites Stück davon ab. Halbieren Sie es in der Mitte und fahren Sie mehrmals über die verletzte Haut, so dass das schleimhaltige klare Gel direkt auf die Wunde kommt. Sie verspüren sofort die wohltuende kühlende und entzündungshemmende Wirkung.
- Auch wenn Sie Aloe nicht regelmäßig anwenden, sollten Sie für den Notfall wenigstens ein gutes Aloe-Gel aus dem Bioladen, dem Reformhaus oder der Apotheke bereithalten.

LEICHT VERBRANNT?

TIPP

Auch das hilft bei leichten Verbrennungen: Mischen Sie das Fruchtfleisch einer reifen Avocado mit dem Frischblatt-Gel einer Aloe vera. (Verhältnis 25 Teile Avocado : 75 Teile Aloe). Tragen Sie die Paste vorsichtig und dünn auf die verbrannte Hautstelle auf und lassen Sie sie ganz einziehen.

- Als Alternative bietet sich Aloe-vera-Saft an: Geben Sie je nach Größe der Verbrennung ein bis drei Teelöffel reinen Saft in ein Schälchen, tränken Sie eine Kompresse oder ein sauberes Taschentuch darin und legen Sie dieses gut feucht auf die verletzte Hautstelle. Wickeln Sie einen Verband darüber, den sie nach einer Stunde wieder abnehmen können. Vorsicht: Die Erste-Hilfe-Maßnahmen entbinden Sie nicht von der Verantwortung, einen Arzt aufzusuchen, wenn es sich um eine größere Verbrennung handelt. Auch als Hilfeleistender sollten Sie beobachten, ob der Blutdruck des Verbrannten abfällt, er einen Schock erlitten hat oder Kreislaufstörungen auftreten. Dann müssen Sie ihn schnell zum Arzt bringen.

Verdauungsbeschwerden

siehe: Magen-Darm-Beschwerden

Verletzungen

Verletzungen entstehen durch äußere Einwirkung auf den Körper und können zu Prellungen, Quetschungen, Zerrungen, Verstauchungen und/oder Blutungen führen. Ein Bluterguss beispielsweise zeigt an, dass ein Gefäß im Gewebe getroffen wurde und aus der verletzten Stelle Blut ins Gewebe tritt.
So wie die Aloe vera sich selbst heilt und eine Schnittwunde auf einem ihrer Blätter innerhalb einer halben Stunde wieder verschließt, wirkt sie auch bei Verletzungen auf der Haut.

INFO

ERSTE HILFE FÜR HAUSTIERE

Auch Ihrem Haustier hilft Aloe vera bei Verletzungen und Bissen. Egal, ob Hund, Katze oder Kaninchen – Ihr Tier wird sich geduldig mit dem Gel oder Saft der Heilpflanze einreiben lassen. Auch bei der Fellpflege hat sich die Aloe vera bestens bewährt: Hat Ihr Tier ein stumpfes Fell, Flöhe oder Läuse, vermischen Sie etwas Frischblatt-Gel mit dem Futter, bis die Wunde verheilt ist oder das Fell wieder so schön glänzt wie zuvor.

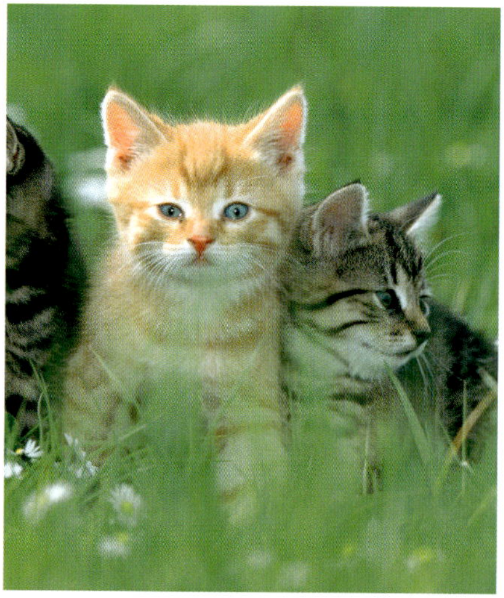

- Tragen Sie das Gel eines Frischblatts auf die Verletzung auf, und die Wunde schließt sich innerhalb kürzester Zeit.
- Handelt es sich um eine größere Verletzung, die genäht werden musste, streichen Sie vorsichtig Aloe-vera-Gel oder -Saft auf die Narbe. Achten Sie auf Sauberkeit, um einer Infektion vorzubeugen.
- Auch bei nicht offenen Wunden, wie einem Bluterguss, hilft das Frischblatt-Gel. Alternativ können Sie ein fertiges Aloe-Gel auftragen.

Verstauchung

siehe: Verletzungen

Warzen

Warzen werden von Viren verursacht. Sie sind zwar ungefährlich, können jedoch ein kosmetisches Problem darstellen.

- Tränken Sie mehrmals täglich einen Wattebausch in Aloe-Saft und geben Sie einen Tropfen ätherisches Teebaumöl dazu. Die Warze damit betupfen.
- Wächst in Ihrem Garten Schöllkraut, betupfen Sie die Warze zusätzlich mehrmals am Tag mit dessen gelbem Saft.
- Als homöopathische Urtinktur Chelidonium können Sie Schöllkrautsaft auch mit einem Wattestäbchen dreimal täglich auf die Warze tupfen und Aloe vera zusätzlich innerlich einnehmen (dreimal täglich 20 Milliliter).

Wechseljahre

Eine Folge der Wechseljahre kann das schnellere Austrocknen der Schleimhäute sein – besonders der Vaginalschleimhaut, die dadurch anfällig für Pilze und andere Erreger wird.

- Nehmen Sie dreimal täglich je 15 Milliliter Aloe-vera-Saft ein.
- Schneiden Sie abends ein zäpfchenförmiges Gelstück aus einem Frischblatt und führen Sie es in die Vagina ein. Die innere Vaginalschleimhaut kann so über Nacht regenerieren.

Windpocken

Die Krankheit ist mit einem starken Juckreiz verbunden, weshalb sich gerade Kinder nur schwer davon abhalten lassen, sich zu kratzen. Wenn eine aufgekratzte Stelle sich entzündet, können Narben bleiben.

- Tragen Sie Aloe-vera-Frischblatt-Gel auf die betroffenen Stellen auf: Der Juckreiz lässt spürbar nach. Wiederholen Sie das Ganze sooft Sie wollen.

Zahnpflege und Zahnfleischentzündung

siehe: Mundschleimhautentzündung

Zerrung

siehe: Verletzungen

EIN VIELSEITIGES HEILMITTEL

Sportverletzungen habe ich schon des Öfteren erfolgreich mit Aloe-vera-Gel behandelt. Lohnt es sich eigentlich auch, Aloe-vera-Saft innerlich einzunehmen, um das Verletzungsrisiko zu mindern?

Das Risiko sich eine Prellung, Zerrung oder Hautabschürfung zuzuziehen, verringern Sie durch Aloe-Saft zwar nicht. Trotzdem sollten Sie den Saft regelmäßig einnehmen. Denn als Sportler haben Sie einen erhöhten Nährstoffbedarf. Und die Aloe enthält alle wichtigen Inhaltsstoffe, die für den Muskelaufbau, einen ausgeglichenen Stoffwechsel, die Energieversorgung und gute Nerven – auch vor einem Wettkampf – nötig sind. Trinken Sie deshalb zur Vorsorge täglich dreimal jeweils 50 Milliliter Aloe-vera-Saft.

Meine beiden Söhne ziehen sich beim Spielen und Toben immer wieder kleine Blessuren zu. Kann ich diese mit Aloe vera behandeln?

Ja. Gerade Klein- und Schulkinder lassen sich durch eine Aloe-Behandlung gut vom Schmerz ablenken. Reinigen Sie die Wunde sorgfältig und tragen Sie Aloe mit dem Frischblatt auf die ganze Wundfläche auf (alternativ auch ein gutes Aloe-Gel). Der Film, den das Gel bildet, legt sich schützend auf die Wunde, lindert den Schmerz und beugt einer Entzündung vor.

Ich bin 67 Jahre alt und leide zunehmend unter meiner immer trockener werdenden Haut. Wie kann die Aloe helfen?

Alte Menschen leiden häufig unter trockener Haut. Die Ursachen dafür können ganz unterschiedlicher Natur sein: Zum einen lässt mit zunehmendem Alter die Talgproduktion nach. Gleichzeitig benutzen ältere Menschen kaum Körperlotionen, um dem Austrocknen der Haut entgegenzuwirken. Seife und Wasser können die Haut noch mehr austrocknen. Zum anderen fehlen der Nahrung häufig Vitalstoffe, so dass der Organismus nicht ausreichend versorgt wird. Deshalb ist gerade in diesem Lebensabschnitt die Einnahme von Aloe-vera-Saft anzuraten: dreimal täglich jeweils 15 Milliliter.

Meine Mutter ist bettlägrig und hat infolgedessen einige wunde Stellen. Darf ich diese mit Aloe-Gel behandeln?

Die Aloe kann hier sogar sehr gut helfen: Tragen Sie auf die wund gelegenen Stellen und auf schmerzhafte Hautabschürfungen drei- bis fünfmal täglich Aloe-vera-Frischblatt-Gel auf. Es wirkt kühlend, entzündungslindernd und hautregenerierend.

Kann ich die hautpflegende Wirkung von Aloe vera eigentlich auch beim Baden genießen?

Als Badezusatz ist Aloe uneffektiv und teuer – Sie bräuchten für ein Wannenbad das zerkleinerte Gel zweier Frischblätter. Eine entspannende Alternative ist ein Bad mit ätherischen Ölen. Verrühren Sie dazu einen Esslöffel Honig mit einem Becher Sahne und einem Teelöffel Soja- oder Mandelöl. Geben Sie zwei bis drei Tropfen reines ätherisches Ylang-Ylang- und/oder Lavendelöl dazu und geben Sie alles kurz bevor Sie in die Wanne steigen ins warme Wasser.

Viele herkömmliche Hautpflegeprodukte werben mit ihrem so genannten Repair-Effekt. Kann die Aloe vera da mithalten?

Repair-Effekt ist nicht gleich Repair-Effekt. In der Kosmetikbranche versteht man unter diesem Begriff die Glättung der Haut durch Hautzellerneuerung. Zum großen Teil geschieht dies durch Fruchtsäuren, die den Säureschutzmantel zerstören und so einen hautglättenden Effekt verursachen. Anstatt die Haut zu besserer Durchblutung und zum Abbau der abgestorbenen Zellen anzuregen, wird also einfach die Hornschicht entfernt. Ganz anders bei der Aloe vera: Ihr Repair-Effekt besteht darin, dass sie die Kollagene in der Haut mit Feuchtigkeit füllt und so die Haut von unten her aufpolstert.

Ich würde gerne regelmäßig Aloe-vera-Saft einnehmen. Allerdings finde ich den Geschmack grauenhaft. Wie kann ich den Saft »verfeinern«?

Wenn Ihnen Aloe pur nicht schmeckt, versuchen Sie es doch einmal mit diesem »Cocktail«: Geben Sie 20 Milliliter Aloe-vera-Saft mit derselben Menge Kokosmilch (aus der Dose) und 200 Milliliter Ananassaft in den Mixer und schäumen Sie alles einmal kräftig auf. Wenn es ganz schnell gehen muss, mischen Sie den Aloe-Saft einfach mit einem Glas Fruchtsaft.

Seitdem ich täglich Aloe-Saft trinke, fühle ich mich viel fitter. Jetzt habe ich Aloe-vera-Kapseln entdeckt, die ich sehr anwendungsfreundlich finde. Wie wirkungsvoll sind sie?

Die Kapseln scheinen zwar auf den ersten Blick in der Tat praktisch. Leider enthalten sie aber kein reines Aloe-Gel, sondern nur getrocknetes Konzentrat. Durch die Herstellung geht der Großteil der gesundheitsfördernden Wirkstoffe verloren. Eine Ausnahme bilden Kapseln, bei denen die Blattfilets im Ganzen gefriergetrocknet wurden und die keine Zusatzstoffe enthalten. Wenn Sie auf Nummer Sicher gehen wollen, greifen Sie wie bisher zu einem hochwertigen Saft oder dem Frischblatt-Gel.

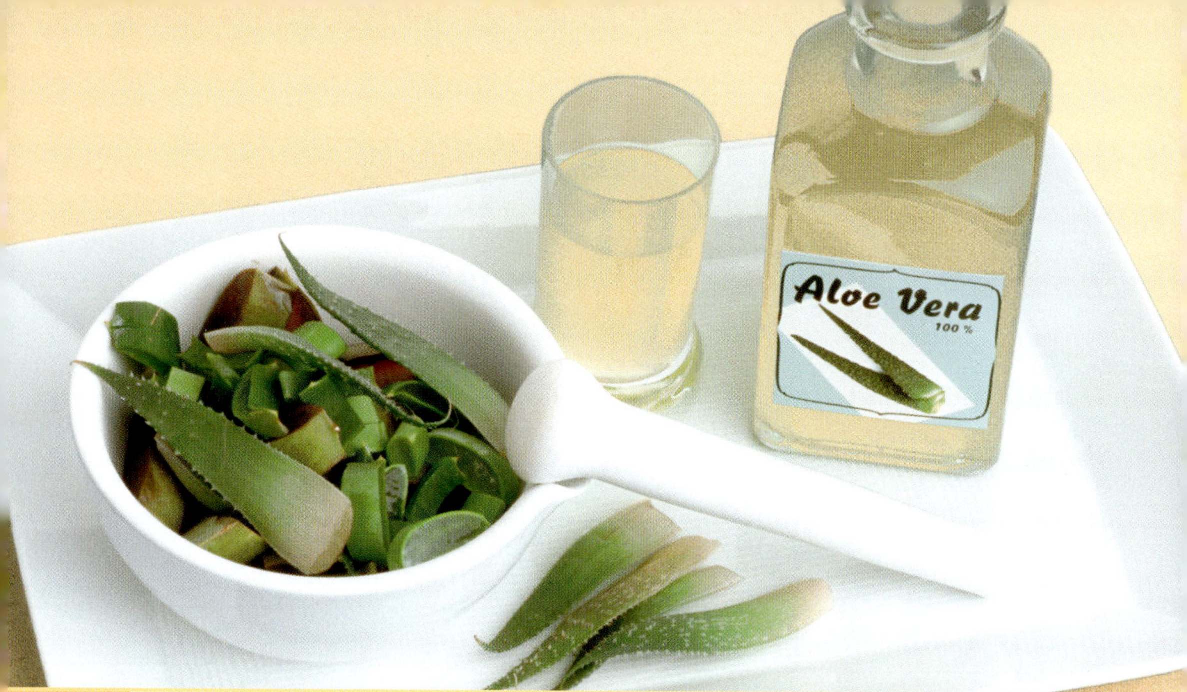

Aloe vera in der Naturheilkunde

Das reine Frischblatt-Gel oder Aloe-vera-Saft lässt sich gut für die Eigenbehandlung nutzen. Beide sind frei erhältlich und können auch von einem medizinischen Laien angewandt werden.
Aber nicht nur in der Hausapotheke hat sich die Aoe vera bewährt. Auch die klassischen Naturheilmethoden setzen auf die Kräfte der alten Heilpflanze. So spielt die Aloe eine wichtige Rolle

- in der Phytotherapie,
- in der Homöopathie,
- als biogen stimulierte Aloe,
- in der Spagyrik,
- als Kalifornische Blütenessenz und
- in der Hildegard-Medizin.

Einige dieser alternativen Heilmethoden eignen sich auch für die Behandlung zu Hause, etwa die Therapie mit Kalifornischen Blütenessenzen. Andere – beispielsweise die homöopathische Anwendung von Aloe oder die Behandlung mit biogen stimulierter Aloe, die unter die Haut gespritzt werden muss – sollten immer nur unter Anleitung und in Begleitung eines erfahrenen Heilkundlers erfolgen.

Phytotherapie

In der Phytotherapie – der Pflanzenheilkunde – ist die Aloe schon seit Jahrhunderten als Abführmittel bekannt. Darüber hinaus ist sie ein Bestandteil des »kleinen« Schwedenbitters, einer etwa 400 Jahre alten Rezeptur aus Schweden, die bei vielen Beschwerden helfen kann: Er stärkt die Abwehrkräfte, lindert Gelenkschmerzen, fördert die Verdauung und unterstützt Leber und Nieren. Nehmen Sie bei akuten Beschwerden oder zur Vorbeugung morgens und abends je einen Teelöffel ein. Aufgrund klinischer Studien wird Aloe vera vor allem in den USA und Thailand zunehmend auch zur phytotherapeutischen Behandlung von entzündlichen Hauterkrankungen, von Wunden, Verbrennungen, Sonnenbrand, Erfrierungen, Akne und Insektenstichen eingesetzt.

Homöopathie

Der Name »Homöopathie« leitet sich vom Griechischen ab: »homoios« bedeutet »ähnlich«, »pathos« heißt »Krankheit« und »Leiden«. Die Wirkungsweise der Homöopathie besteht also darin, ein Beschwerdebild mit dem Mittel zu behandeln, das bei einem Gesunden genau diese Beschwerden hervorrufen würde. Die Mittel, die in der Homöopathie zum Einsatz kommen, können pflanzlicher, tierischer oder mineralischer Herkunft sein und werden in Form von Tropfen, Tabletten oder so genannten Globuli – winzige Kügelchen aus Milchzucker – verabreicht.

Das Wesen der Homöopathie besteht darin, dass die »Medizin« in verdünnter und »verschüttelter« oder »potenzierter« Form verabreicht wird. Je höher die Zahl – auch Potenz genannt – hinter dem Mittel

KLEINER SCHWEDENBITTER

INFO

Besorgen Sie in der Apotheke 10 g Aloe, 10 g Angelikawurzel, 5 g Eberwurzel, 10 g Kampfer, 10 g Manna, 5 g Myrrhe, 10 g Rhabarberwurzel, 0,2 g Safran, 10 g Sennesblätter, 10 g Theriak venetian und 10 g Zitwerwurzel. Geben Sie die Kräuter in ein zwei Liter fassendes Glasgefäß mit Deckel und gießen Sie mit 1,5 Liter 40-prozentigem Obst- oder Kornbranntwein auf. Lassen Sie die Mischung gut verschlossen zwei Wochen an einem warmen Ort ziehen. Schütteln Sie währenddessen das Glas mehrmals täglich. Nach 14 Tagen die Flüssigkeit durch ein feines Sieb abseihen und in eine saubere, dunkle Flasche füllen. Fest verschlossen und kühl lagern.

ist, umso weniger Substanz des ursprünglichen Stoffes ist enthalten.
Als homöopathische Potenz kann Aloe bei folgenden Beschwerden und Krankheitsbildern angewendet werden:

- Schließmuskellähmung im Rektum
- unfreiwilliger oder unbemerkter Stuhlabgang
- unwillkürlicher Durchfall mit Gasabgang
- Durchfall vorwiegend morgens zwischen 2 und 10 Uhr
- Schmerzen im Unterleib und um den Nabel vor und während des Stuhlgangs
- pulsierender Schmerz um den Nabel
- schleim- oder gallertartiger oder gelbblutiger Stuhl
- Hämorrhoiden mit Juckreiz, empfindlich und wund
- Verdauungsbeschwerden (Blähungen und Verstopfung)
- Darmentzündung (Colitis, Enteritis)
- Rückenschmerzen jeder Art
- kalte Füße

Als homöopathische Potenz hilft Aloe bei Beschwerden des Verdauungstraktes.

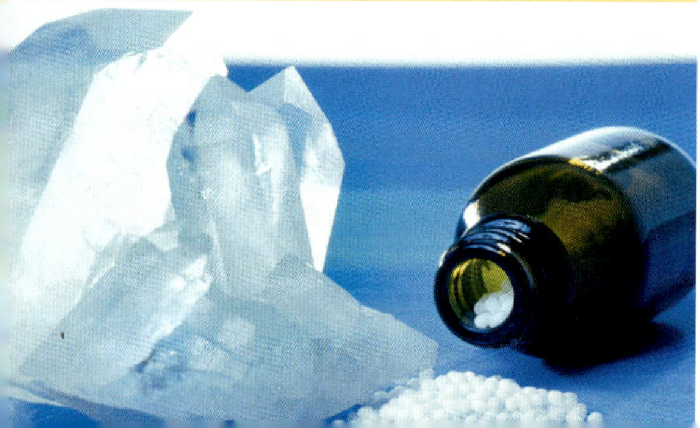

- Kopfschmerzen, meist drückend über der Stirn, abwechselnd mit Rückenschmerzen
- geistige Erschöpfung

Ein typisches Kennzeichen aller mit Aloe behandelbaren Beschwerden: Sie verbessern sich bei Kühle, während sie bei Hitze schlechter werden.

Anwendungsbeschränkungen

Da die Einnahme von homöopathischen Medikamenten kurzfristig eine Verschlimmerung der bestehenden Symptome auslösen kann (die so genannte Erstverschlechterung) und sowohl die Einnahmehäufigkeit als auch die Potenz des Mittels individuell auf den Patienten abgestimmt werden muss, sollte die Behandlung stets von einem erfahrenen Therapeuten begleitet werden. In keinem Fall dürfen Sie eine homöopathische Behandlung mit Aloe eigenmächtig vornehmen, wenn Sie

- schwanger sind,
- psychisch und/oder nervlich überlastet sind,
- an einer akuten fiebrigen Erkrankung leiden,
- eine chronische Krankheit haben,
- einen schlechten Allgemeinzustand haben,
- einen Säugling oder ein Kleinkind behandeln wollen,
- alt und gebrechlich sind.

Biogen stimulierte Aloe

Das Verfahren der biogen stimulierten Aloe geht auf den Russen Wladimir Petrowitsch Filatow zurück, einen Professor für Augenheilkunde. Ende der dreißiger Jahre des vorigen Jahrhunderts beobachtete er bei mehreren Augenoperationen, dass transplantierte Hornhaut, wenn sie gekühlt ist, die Regeneration der übrigen Hornhautzellen im erkrankten Auge besonders anregt und der Heilung förderlich ist. Systematisch wandte Filatow diese Erkenntnisse auf Pflanzen an. Dabei experimentierte er auch mit der Kap-Aloe: Zehn Tage bewahrte er einige Blätter der Pflanze im Dunkeln bei Temperaturen von 2 bis 3 °C auf. Danach zerkleinerte und presste er die Blätter zu Flüssigkeit, die er einem Augenkranken unter die Haut spritzte. Mit positivem Ergebnis: Das Sehvermögen des Patienten besserte sich so sehr, dass auf eine Hornhauttransplantation verzichtet werden konnte. Filatow erkärte sich seinen Erfolg damit, dass sich während der kühlen und dunklen Lagerung in den Aloeblättern aktive, lebensregulierende und enzymähnliche Substanzen mit starker Heilwirkung bilden. Diese Substanzen nannte er biogene Stimulatoren.
Das Verfahren wurde nach dem zweiten Weltkrieg in Deutschland von dem Biologen und Naturforscher Wolfgang Wirth weiterentwickelt. Wirth fand heraus, dass die biogene Stimulation und die dabei ablaufenden thermischen, mechanischen, photo- und biochemischen Prozesse zu einer Neustrukturierung der Aloe führen, deren Endprodukt er Alogen nannte: ein Stoff mit enzymartigen, katalysatorähnlichen Eigenschaften, die auf Gehirnstoffwechsel und Immunsystem wirken. Dieser Stoff ist nicht mit der herkömmlichen homöopathischen Urtinktur der Aloe zu verwechseln.
1987 – etwa 50 Jahre nach den ersten Versuchen Wladimir Filatows – wurde das Verfahren der biogenen Stimulation patentrechtlich geschützt. Es wird inzwischen europaweit erfolgreich eingesetzt – in Frankreich und Großbritannien ebenso wie in den Niederlanden, in Italien und in Bulgarien.

Einsatzgebiete

Biogen stimulierte Aloe hilft zur allgemeinen Stärkung des Immunsystems genauso gut wie bei der Behandlung akuter und chronischer Krankheiten. Der Einsatz hat sich bewährt

- zur gezielten übergeordneten Immunstimulation, bei der die Abwehrprozesse schnell und gemäßigt ablaufen. Eine Erstverschlechterung (wie sie bei der Homöopathie oftmals der Fall sein kann) oder Fieberbildung entfallen.
- bei akuten Erkrankungen, die mit einem geschwächten Immunsystem einhergehen.

- bei chronischen Erkrankungen wie Krebs, verschiedenen Krankheiten des rheumatischen Formenkreises, Parkinson, chronischen Schmerzen, Entzündungen, Hauterkrankungen, septischen Prozessen, die zu einer Blutvergiftung führen können, sowie bei Stoffwechselstörungen.
- bei Augenleiden aufgrund von Diabetes oder Leberstörungen.

Alogen, der Wirkstoff der biogen stimulierten Aloe, hat Auswirkungen auf andere Behandlungsmethoden. Es verstärkt

- die Wirkung anderer pflanzlicher oder chemischer Pharmaka. Die Dosis dieser Medikamente kann bei Zufuhr von biogen stimulierter Aloe verringert werden (etwa bei Dauermedikation).
- die Wirkung von Reflextherapien wie Akupunktur oder Neuraltherapie.
- die Aktivität und Entgiftung der Leber.

Darreichungsform in Ampullen

Biogen stimulierte Aloe wird von einem erfahrenen Therapeuten in Ampullenform verabreicht und eignet sich – wie die Homöopathie mit Aloe auch – nicht zur Eigenbehandlung.

- Aloe D2: zehnmal ein Milliliter zur subkutanen Injektion
- Aloe D7: zehnmal ein Milliliter zur subkutanen Injektion
- Aloe D5: zehnmal ein Milliliter zur oralen Anwendung

Eine Therapie mit biogen stimulierter Aloe kann auch mit anderen natürlichen Heilmitteln kombiniert werden, zum Beispiel mit einer Enzymtherapie aus Schlangenenzymen, mit anderen Heilpflanzen oder mit Vitaminen und Mineralstoffen.

Spagyrik

Die Spagyrik ist eine Arzneimittelzubereitung, die ihre Wurzeln im Alchimismus hat und sich bis ins vorchristliche Ägypten zurückverfolgen lässt. Der berühmte Arzt Paracelsus benannte die Methode in »Spagyria« um. Dieser Name entstammt dem Griechischen und beinhaltet die beiden Teile »spao« = »ich ziehe heraus« und »ageiro« = »ich bringe zusammen«. Diese Definition gibt auch das Herstellungsprinzip der Spagyrik wieder: das Trennen-Scheiden einerseits und das Binden-Vereinigen andererseits.

In einem aufwändigen und komplizierten Verfahren mittels alkoholischer Gärung, Destillation, Veraschung und Filterung wird das Endprodukt – die spagyrische Essenz – hergestellt, die in 20-prozentigem Alkohol haltbar gemacht wird.

Eine spagyrische Essenz aus Aloe wird in Tropfenform verabreicht und soll nicht nur auf Verdauungs- und Immunsystem ausgleichend und stärkend wirken, sondern auch zur Harmonisierung des Nervensystems und des geistig-seelischen Bereichs beitragen.

Sie erhalten spagyrische Essenzen in der Apotheke; 20 Milliliter kosten zwischen fünf und zehn Euro. Als unterer Durchschnittswert für die tägliche Einnahme gilt: Geben Sie acht Tropfen in ein kleines Glas Wasser und trinken Sie dieses nach dem Essen langsam aus.

Kalifornische Blütenessenzen

Es war der englische Arzt Dr. Edward Bach, der ein Verfahren fand, mithilfe dessen sich die individuelle Schwingung einer Pflanze (sozusagen ihre »Seele«) in die Trägersubstanz Wasser einbringen und mit Alkohol stabilisieren lässt.

Eine Ergänzung der ursprünglich »nur« 37 Bach-Blüten stellen die Kalifornischen Blütenessenzen dar. Zu diesen mittlerweile um mehr als 100 Arten erweiterten »neuen« Bach-Blüten, die Sie in der Apotheke erhalten, gehört auch die Aloe. Aloe-Bach-Blüten helfen bei Überarbeitung und unterstützen den Regenerationsprozess beim so genannten Burnout-Syndrom. Sie wirken herzstärkend und fördern die Lebensenergie. Auch für Kinder, die unter Leistungsdruck stehen, sind sie geeignet. Geben Sie zwei Tropfen der Essenz in ein Glas kohlensäurefreies Wasser und trinken Sie dieses über den Tag verteilt. Rühren Sie das Wasser vor jedem Trinken um und fahren Sie mit der Behandlung fort, bis sich Ihr Zustand gebessert hat.

Hildegard-Medizin

Auch Hildegard von Bingen, Mystikerin und Benediktinerinnenäbtissin, beschäftigte sich im 12. Jahrhundert mit Naturheilmitteln. Das aloinhaltige Aloe-Pulver setzte Hildegard von Bingen in erster Linie bei Leber- und Verdauungsbeschwerden ein. Ihr empfohlenes Aloe-Leber-Tonikum hat jedoch nichts mit den heutigen Aloe-vera-Produkten zu tun und ist darüber hinaus nur noch selten erhältlich – selbst in Apotheken, die sich auf Hildegard-Medizin spezialisiert haben. Das Tonikum enthält Anthranoide der Kap-Aloe und gilt als Abführmittel.

> Bach-Blüten können eine Aloe-Behandlung zusätzlich positiv unterstützen.

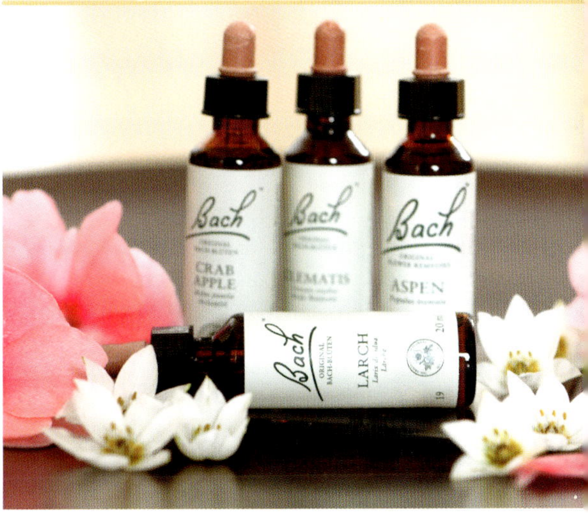

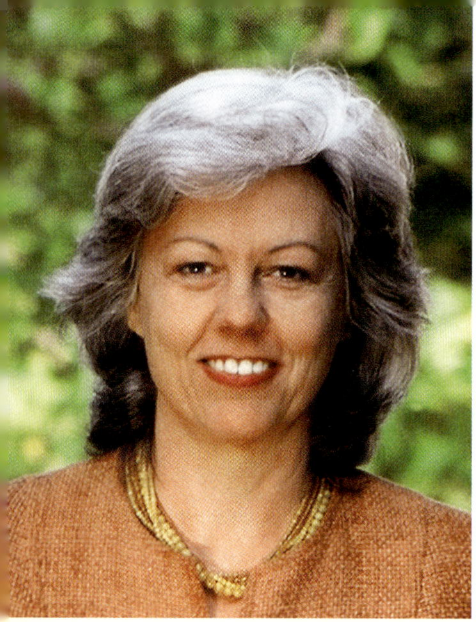

INTERVIEW MIT MARGOT ESSER

Margot Esser ist Gründerin und Vorstand des Heilpflanzeninstitutes e. V. in Seehausen/ Oberbayern, dessen Ziel es ist, traditionelle Heilpflanzen zu erhalten, zu fördern und zu verbreiten. Der Verein ist als gemeinnützig anerkannt.

FORSCHUNGEN ÜBER DIE ALOE

Frau Esser, Sie sind Gründerin und Vorstand des Heilpflanzeninstituts e. V. Was hat Sie zur Gründung dieses Instituts bewogen?

Die Gründe sind sehr persönlicher Art und stehen in unmittelbarem Zusammenhang mit meiner ersten Begegnung mit der Aloe vera: Während einer Reise in den USA vor 20 Jahren erlitt ich einen Unfall mit Verbrennungen zweiten und dritten Grades im Gesicht sowie an Händen, Armen und Teilen meines Oberkörpers. Ich war bewusstlos, und zwei »Retter« übergaben mich in naturheilkundliche Hände. Über mehrere Wochen wurde ich liebevoll und engagiert mit dem frischen Gel aus der Aloe-vera-Pflanze behandelt, wobei das reine frische Gel sowohl innerlich als auch äußerlich zur Anwendung kam.

Was bewirkte die Aloe?

Man legte mir das Gel direkt auf die offenen Wunden. Es kühlte meinen erhitzten Körper und hatte eine stark schmerzstillende Wirkung. Gleichzeitig lutschte ich Stückchen für Stückchen frisches Gel. Nach einigen Wochen schlossen sich meine Wunden, neues Gewebe bildete sich, ohne dass es Narben gab.

Es scheint, als hätte sich Ihr Leben durch dieses Ereignis stark verändert?

In der Tat: Seit dieser schicksalhaften Begegnung begleitet und bestimmt diese außergewöhnliche Pflanze mein Leben. Reisen zu verschiedenen Anbaugebieten der Aloe vera führten mich in viele Länder der Erde. Ich schaute mich dabei nicht nur um, sondern half auch bei der Ernte und der Produktion mit.

Verstehen Sie deshalb Ihr Institut auch als Anlaufstelle zum Erfahrungsaustausch?

Natürlich! Das Heilpflanzeninstitut ist sowohl Anlaufstelle für Laien als auch für Angehörige der Heilberufe. Natürlich geht es dabei nicht nur um die Aloe. Sie erfahren bei uns auch, wie Sie Ihre Gesundheit erhalten und wiederherstellen können oder welche Stoffe Sie in Lebensmitteln meiden sollten, um die Gesundheit nicht zu beeinträchtigen.

Können Sie über Erfahrungen von Ärzten berichten, die mit Aloe vera ihren Patienten helfen konnten – zum Beispiel in der Krebstherapie, bei Hauterkrankungen, Allergien, Asthma oder Gelenkbeschwerden?

Wir haben bereits umfangreiche Erfahrungen von Ärzten und Professoren im In- und Ausland gesammelt, die bei der Anwendung von Aloe vera in der Krebstherapie gemacht wurden. Darüber wird das Institut in regelmäßigen Intervallen seinen Mitgliedern berichten – unsere Mitgliederinformation erscheint mindestens alle drei Monate. Wenn der richtige Zeitpunkt gekommen ist, soll auch die Öffentlichkeit über die Medien informiert werden.

Haben Sie Erfahrungen damit, welche anderen Heilpflanzen sich gut mit Aloe vera kombinieren lassen?

Mir sind umfangreiche analytische und energetische Tests über Pflanzen bekannt, die die Wirkungsweise der Aloe vera verstärken können, zum Beispiel Yacon, aus Peru Papaya und Nelli (Phyllanthus emblica).

Stehen Sie mit Ihrem Institut auch im Kontakt mit Forschungsinstituten und Kliniken? Falls ja, mit welchen und worüber und wie wird dort im Hinblick auf die Aloe geforscht?

Das Heilpflanzen-Institut steht zur Zeit in Verbindung mit wissenschaftlichen Einrichtungen in diversen Ländern. Es gibt vergleichbare Institute, die sich mit dem alten Wissen der Heil- und Nutzpflanzen befassen. Ebenso haben wir Kontakt zu Instituten in England und in Chile. Ein internationales Netzwerk ist beabsichtigt. Altes Wissen über die Anwendung und Zubereitung von Nutz- und Heilpflanzen mit neuen wissenschaftlichen Erkenntnissen in Einklang zu bringen ist unsere Zielsetzung. Und wir wollen herausfinden, wie Menschen dieses Wissen nutzen, um ihre Gesundheit zu verbessern. Das betrifft natürlich auch die Aloe vera und ihr Anwendungsgebiet bei Krankheiten und anderen Unpässlichkeiten.

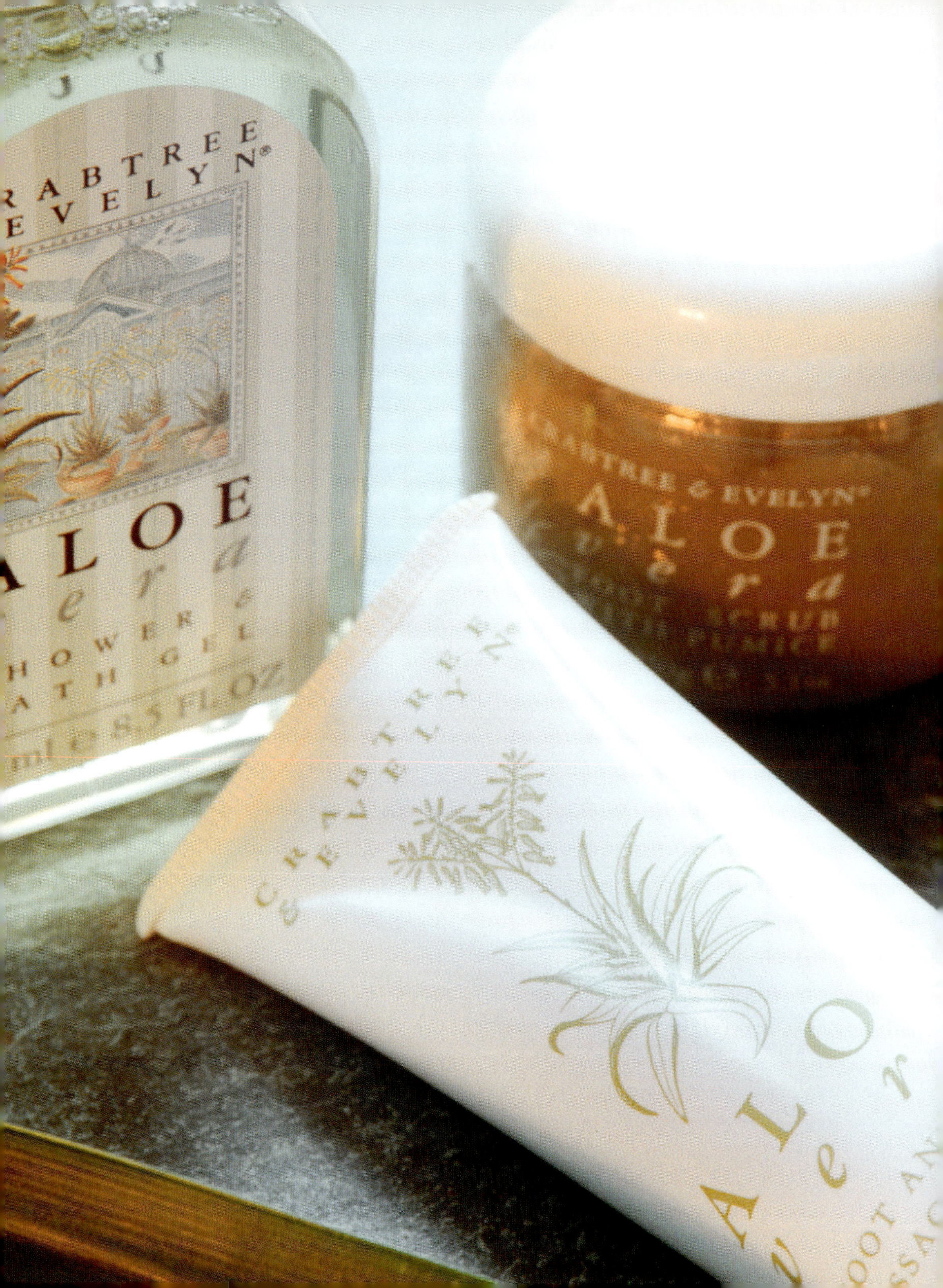RABTREE
EVELYN®
ALOE
HOWER
ATH GEL
8.5 FL.OZ.
RABTREE & EVELYN®
ALOE
v e r a
FOOT SCRUB
WITH PUMICE
CRABTREE
EVELYN

Aloe vera in der Kosmetik

Im Gegensatz zu vielen anderen Naturheilmitteln und Heilpflanzen hilft die Aloe vera nicht nur bei inneren Beschwerden, sondern dient auch äußerlich zur Pflege der Haut. Dieses größte Sinnesorgan unseres Körpers hat bei einem Erwachsenen beinahe die Ausmaße von zwei Quadratmetern und schützt uns ebenso wie es als »Warnsystem« dient. Aus diesem Grund verdient Ihre Haut die gleiche Beachtung wie der restliche Körper.

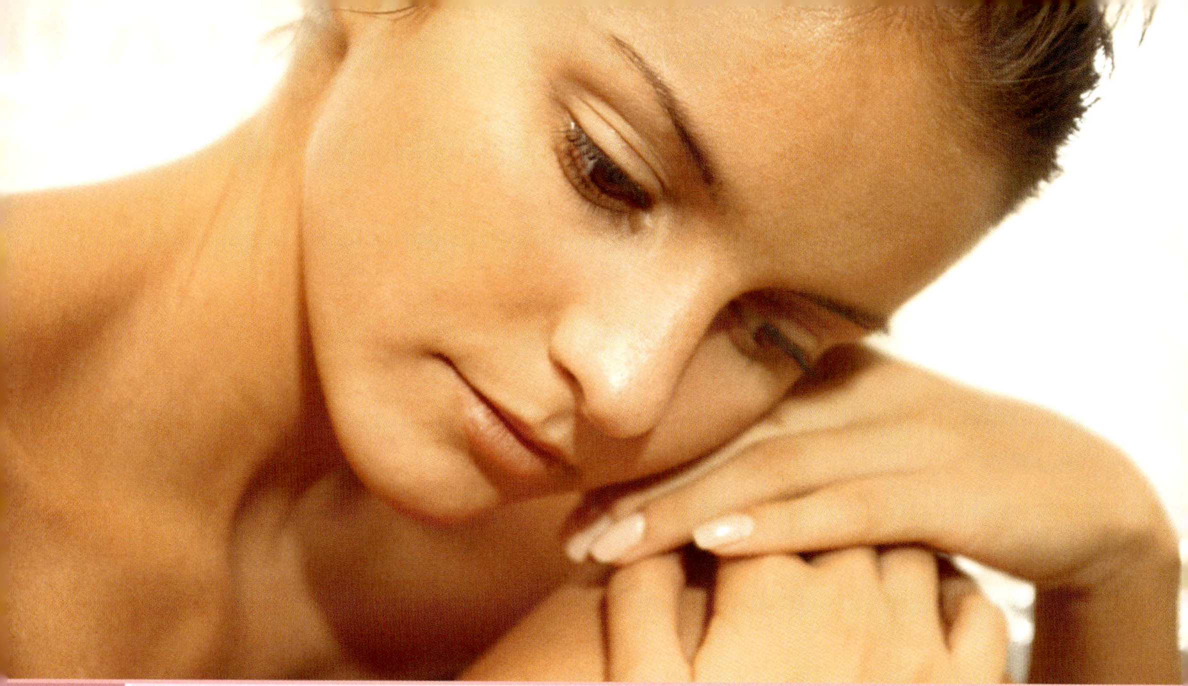

Schöne Haut dank Aloe vera

Unsere Haut ist die Grenze unseres Körpers, ist eine Brücke zwischen innen und außen, Kontaktstelle zwischen Individuum und Umwelt. Mit ihren Tastkörperchen, Wärme- und Kälterezeptoren, Schmerz- und Druckreiznerven ist sie unser größtes Sinnesorgan. Über Wasserabgabe und Schweißbildung regelt die Haut unsere Körpertemperatur, scheidet Giftstoffe aus und kann in ihren Fettzellen Energie speichern. Dank des Säureschutzmantels wehrt sie Schmutz und Erreger ab und schützt so vor Krankheiten.

Unsere Haut erneuert sich im regelmäßigen Rhythmus: Alte Hautschüppchen werden abgestoßen, neue Zellen gebildet. Die Aloe vera kann diesen Prozess aktiv unterstützen, denn sie

- beschleunigt das Zellwachstum,
- reinigt die Haut von abgestorbenen Hautzellen, anderen Stoffwechselschlacken und Schweiß,
- dringt in Verbindung mit Öl bis ins Unterhaut-Zellgewebe vor und versorgt auf diese Weise alle Hautschichten mit ihren Wirkstoffen.

Der Aufbau der Haut

Die menschliche Haut besteht aus sieben Schichten. Wie dick diese jeweils sind, hängt von Ihrem Hauttyp ebenso ab wie vom Spannungszustand der Haut. Vor allem Alter und Ernährung haben einen Einfluss auf die Beschaffenheit der Hautzellen und ihre Feuchtigkeitsspeicher.

Die Oberhaut

Die so genannte Oberhaut bildet die Hautoberfläche. Hier produzieren hornbildende Zellen das so genannte Keratin, deren Membran eine regelrechte Schutzschicht darstellt. An stark beanspruchten Körperstellen, zum Beispiel an den Füßen, fällt diese Schutzschicht besonders dick aus: Wir nennen diese Partien Hornhaut. An mechanisch geringer beanspruchten Körperarealen, etwa auf dem Augenlid, ist die Oberhaut dagegen sehr dünn.
Die Oberhaut selbst besteht wiederum aus fünf Schichten: von einer untersten Keimschicht bis zur oberen keratinproduzierenden Schutzschicht. In Zellen der Oberhaut findet auch die Pigmentbildung statt (Melaninsynthese).

Die Lederhaut

Direkt unter der Oberhaut befindet sich die Lederhaut. Sie ist gewöhnlich ein bis zwei Millimeter dick und besteht aus reichlich Bindegewebe, durch das Blutgefäße, Lymphgefäße und Nerven ziehen. Die Lederhaut sorgt durch ihre kollagenen und elastischen Fasern für die Festigkeit und Straffheit des gesamten Hautgebildes und ernährt die über ihr gelagerte Oberhaut. Sie ist entscheidend für das jugendliche Erscheinungsbild der Haut.

Die Unterhaut

Die dritte »Schicht« geht fließend in die Lederhaut über: das Unterhaut-Zellgewebe, auch lockeres Bindegewebe genannt. Es enthält reichlich Fettzellen, die als Nahrungsreserve, zur Wärmeisolierung und Polsterung dienen. Neben weiteren Blutgefäßen und Nerven liegen hier die Schweiß- und Talgdrüsen. Unter dem Unterhautgewebe befinden sich Muskeln, Knochen, Knorpel und Organe.

› Querschnitt durch die menschliche Haut.

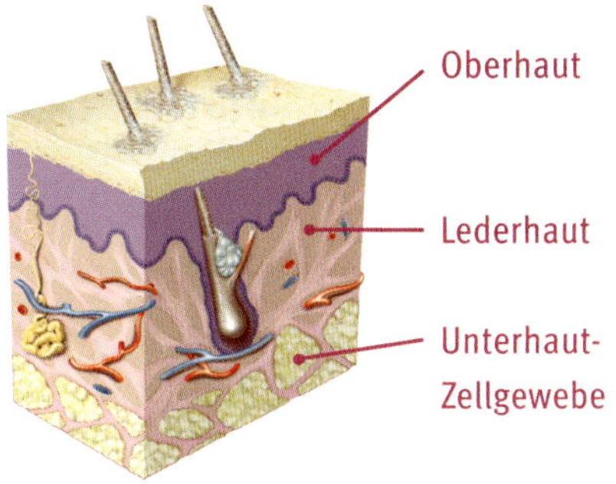

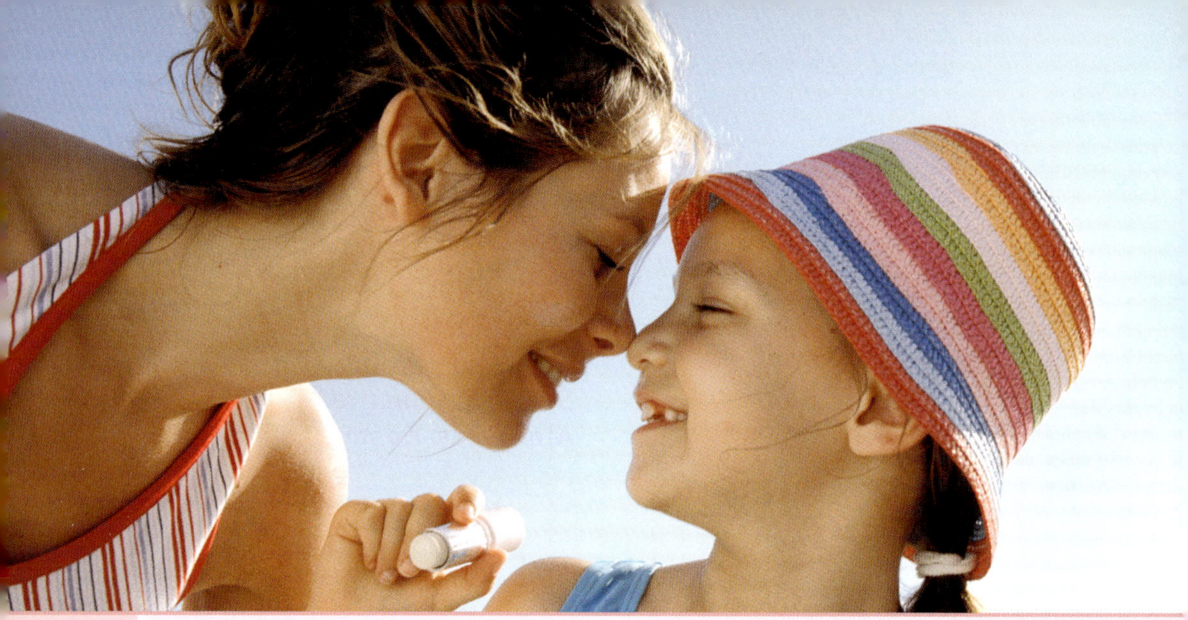

Die Wirkstoffe der Aloe vera helfen, die jugendliche Vitalität und Spannkraft der Haut zu erhalten. Denn sie versorgt die Haut mit Feuchtigkeit und kann schädliche Umwelteinflüsse ausgleichen.

So wirkt Aloe vera auf die Haut

1984 gelang dem ehemaligen Physiologieprofessor und Direktor des Forschungslabors für Nordtexas Ivan E. Danhof der Nachweis, dass Aloe-vera-Gel-Anwendungen bei erschlaffter Haut die Produktion der kollagenproduzierenden Körperzellen (Fibroblasten) im Vergleich zur normalen Zellerneuerung um ein Sechs- bis Achtfaches steigern. Und gerade dieses Kollagen hat einen entscheidenden Einfluss auf die Elastizität und Geschmeidigkeit der Haut. Grund für die vermehrte Fibroblastenproduktion sind vermutlich die Polysaccharide des Aloe-Gels.
Außerdem fand Danhof heraus, dass das Gel drei- bis viermal schneller in die Haut eindringt als pures Wasser und sie aus diesem Grund viel rascher mit Feuchtigkeit versorgen kann.

»Beautyserum« Aloe

Die Aloe ist also ein wahres Schönheitselixier. Allerdings hat sie zwei Eigenschaften, die bei der kosmetischen Nutzung beachtet werden müssen:

- Es fehlt ihr an Fett, so dass es des Zusatzes von Ölen bedarf, um ihre Inhaltsstoffe in die Haut zu transportieren.
- Ihre Wirkstoffe verändern sich, wenn sie mit Luft in Kontakt kommen. Soll Aloe über eine einmalige Anwendung hinaus als kosmetische Rezeptur verwendet werden, muss sie daher durch Zusatzstoffe haltbar gemacht werden.

Die kosmetische Eigenbehandlung

Aloe ist »in«, das Angebot an entsprechender Kosmetik mittlerweile fast unüberschaubar. In den meisten Fällen hält der Name der Heilpflanze jedoch allein für Werbezwecke her – der wahre Aloe-Anteil tendiert währenddessen gegen null. Fakt ist: Es gibt nur wenige Hersteller, die qualitativ hochwertige Aloe-vera-Kosmetik anbieten. In der Regel erhalten Sie von diesen Anbietern auch Aloe-Frischblätter. Die Grundlage ihrer Produkte bildet anstelle des ansonsten üblichen Wasseranteils reiner Aloe-Saft. Statt Mineralölen werden Pflanzenöle verwendet, und die zur Konservierung notwendigen Zusatzstoffe sind auf ein Minimum beschränkt.

Pure Hautpflege

Wenn Sie nicht absolut sicher sind, ob ein Produkt den hohen Qualitätsansprüchen genügt, greifen Sie zu einem Frischblatt. Es ist das ideale Pflegemittel, wenn Sie

- Ihre Haut täglich pflegen wollen,
- wenig Zeit haben, eigene Kosmetikprodukte anzumischen und herzustellen,
- den Arbeitsaufwand zur Herstellung von Eigenkosmetik scheuen,
- eine Kosmetik benötigen, die auch von innen wirkt,
- eine reine, natürliche Pflege suchen,
- Problemhaut haben,
- unter einer Hauterkrankung leiden,
- anwenderfreundliche, unkomplizierte und praktikable Hautpflege schätzen.

Selbst gemachte Aloe-vera-Kosmetik

Folgende Zutaten benötigen Sie, wenn Sie Ihre Haut zusätzlich mit selbst gemachter Aloe-vera-Kosmetik verwöhnen wollen:

- Aloe-vera-Frischblatt,
- Pflanzenöle (siehe Seite 108 f.),
- hochwertigen Aloe-vera-Saft,
- ätherische Öle (siehe Seite 110),
- spagyrische Aloe-Essenz (Apotheke),
- Avocado, naturreiner Honig, Himalaja-Salz, Heil- und Tonerde (aus Apotheke, Bioladen oder Reformhaus).

INFO

DAS BDIH-SIEGEL

Selbst auf das Gütesiegel des BDIH, das einen Mindestanteil von 30 Prozent Aloe garantiert, können Sie sich bei der Auswahl eines Aloe-Produkts nicht völlig verlassen. Schließlich dürfen sich auch solche Aloe-vera-Pflegeprodukte damit »schmücken«, die hautschädigende Inhaltsstoffe enthalten.

Es empfiehlt sich nicht, selbst gemachte Aloe-Kosmetik haltbar zu machen. Denn Alkohol und Erhitzen zerstören die hautwirksamen Stoffe fast gänzlich. Außerdem können Zusatzstoffe – egal, ob synthetisch oder natürlich – Reizungen oder allergische Reaktionen auslösen, die dann zu Unrecht der Aloe angelastet werden.

Das Aloe-vera-Frischblatt

Ein Frischpflanzenblatt hält sich vier Wochen – unabhängig davon, ob Sie es angeschnitten haben oder nicht. Wickeln Sie es in Seidenpapier oder Küchenkrepp und lagern Sie es trocken und bei Zimmertemperatur. Ein Aloeblatt reicht für etwa 20 Anwendungen und kostet rund 18 Euro zuzüglich Versandkosten (Bezugsquellen für Frischblätter finden Sie im Anhang dieses Buches).

Wie Sie ein Aloe-Frischblatt anschneiden, haben Sie bereits auf Seite 58 f. erfahren. Beim ersten Anschnitt fließt dabei das meiste Aloin heraus, so dass der Bitterstoff bei den weiteren Verwendungen kaum noch aus der Schale austritt. Da sich an der Schnittfläche jedoch nach jedem Anschnitt ein Schutzfilm bildet, müssen Sie bei jedem neuen Schnitt einen Streifen »opfern«, um an das Gel zu gelangen.

Naturreine Pflanzenöle

Da die Aloe vera selbst kein Fett enthält, benötigt sie Fettsäuren, die ihre Wirkstoffe in und unter die Haut befördern. Doch Fett ist nicht gleich Fett. Da es eine der herausragenden Eigenschaften der Aloe ist, die Haut für jeden Stoff empfänglich zu machen, ist es wichtig, dass Sie ein Qualitätsöl verwenden. Optimal sind kaltgepresste Öle, die aus der ganzen Frucht gewonnen werden – im Gegensatz zu Ölen, die aus isolierten Bestandteilen hergestellt wurden. Folgende Öle sind in der Regel aus der ganzen Frucht:

- Avellanaöl (Avellana ist eine chilenische Nuss, die in ihrem Inneren das begehrte »Nerzöl« produziert),
- Hagebuttenöl,
- Klettensamenöl,
- Sanddornöl und
- schwarzes Sesamöl.

Die Öle sollten aus kontrolliert biologischem Anbau stammen und 100 Prozent naturrein belassen sein.

Vorsicht: Hagebutten- und Sanddornöl haben eine intensive rote Färbung. Beide Öle sind zwar sehr wirkungsvoll und für jeden Hauttyp geeignet. Der Umgang mit ihnen ist jedoch etwas schwierig, da sie Flecken auf der Wäsche und Handtüchern hinterlassen. Verwenden Sie daher diese Öle nur als Maske, nicht als Tagespflege.

Doch es kommt nicht allein auf die Qualität eines Öls an, ob es seine ganze Wirkung entfalten kann. Das Öl muss auch zum jeweiligen Hauttyp und zum entsprechenden kosmetischen »Problem« passen. Die folgende Tabelle verrät Ihnen, welches Produkt das richtige für Sie ist.

DIE BESTEN ÖLE

Anwendungsbereich (von A–Z)	Öle
After-Sun	Avellana, schwarzer Sesam
Allergien	Schwarzkümmel
Beruhigend	Klettensamen
Bindegewebsschwäche	Avellana
Chemotherapiefolgen	Avellana
Ekzeme	Avocado, Calendula, schwarzer Sesam
Entzündliche Haut	Avocado, Calendula, schwarzer Sesam
Faltenbildung	Avellana
Glättend	Mandel
Haarausfall	Avellana
Heiße, überhitzte Haut	Klettensamen
Juckreiz	Klettensamen
Krampfadern	Klettensamen
Kühlende Wirkung	Klettensamen
Leberflecken	Schwarzer Sesam
Lichtempfindliche Haut	Avellana (Schutzfaktor 10–12)
Make-up-Entferner	Avellana
Melaninausgleichend	Schwarzer Sesam
Narben und Risse	Avellana
Nervöse Haut	Johanniskraut
Neurodermitis	Klettensamen
Pigmentierungsstörungen	Schwarzer Sesam
Rosacea (schuppende Rötung)	Klettensamen
Schlaffe Haut nach Diät	Avellana
Sommersprossen	Schwarzer Sesam
Sonnenbrand	Avellana
Sonnenschutz	Avellana, Avocado, Sanddorn
Strapazierte Haut	Avocado, Sanddorn, schwarzer Sesam
Trockene Haut	Aprikosenkern, Jojoba, Rizinus
Überpigmentierung	Avellana
Verbrennungen	Avocado
Wechseljahre	Klettensamen
Wimpernpflege	Avellana

Aloe-vera-Saft

Auch wenn Sie anstelle eines Frischblatts Aloe-vera-Saft verwenden wollen, sollten Sie ohne Alkohol oder andere Konservierungsstoffe arbeiten. Sonst kann der Saft auf und unter Ihrer Haut mehr Schaden anrichten als Nutzen bringen. Und achten Sie wie bei der inneren Anwendung auf höchste Qualität (siehe Seite 50 f.).

Ätherische Öle

Ätherische Öle können die positive Wirkung der Aloe zwar noch bereichern, dennoch sollten Sie sie nur sparsam einsetzen. In der Gesichtspflege sind sie sogar völlig tabu, da sie die Haut reizen können. Bei der Haar-, Körper- oder Fußpflege dürfen sie jedoch verwendet werden. In der unten stehenden Tabelle sehen Sie, welche Öle gut zu Ihrem Hauttyp passen. Verwenden Sie sie sparsam: Zwei bis drei Tropfen genügen.

Spagyrische Aloe-Essenz

Für ein Gesichtswasser benötigen Sie spagyrische Aloe-Essenz. Geben Sie vier Tropfen davon auf fünf Milliliter Wasser, das Sie nach der Behandlung mit den Fingern leicht in die Haut einklopfen.

Weitere Zutaten

Möchten Sie ein Peeling, eine Maske oder eine Körpermousse herstellen, benötigen Sie neben Aloe und Öl zusätzliche Wirkstoffträger wie Heil- und Tonerde, Himalajasalz oder Avocado. Welche Zutaten Sie benötigen und wie Sie diese verarbeiten, erfahren Sie ab Seite 112.

INFO

ÄTHERISCHE ÖLE FÜR JEDEN HAUTTYP

Hauttyp	Ätherische Öle
Normale oder Mischhaut	Bergamotte, Geranie, Rose
Fettige Haut	Bergamotte, Lavendel, Orange, Rosmarin, Zitrone, Zypresse
Unreine Haut	Hamamelis, Lavendel, Zitrone, Zypresse
Trockene Haut	Geranie, Neroli, Rose, Rosenholz, Sandelholz, Ylang-Ylang
Empfindliche Haut	Geranie, Rose
Anspruchsvolle Haut	Lindenblüte, Myrrhe, Neroli, Rose, Weihrauch
Reife Haut	Lavendel, Neroli, Weihrauch

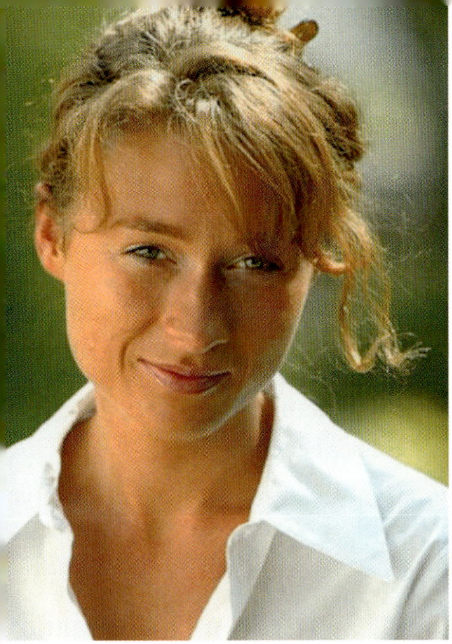

INTERVIEW MIT INGRID GASIUNAS

Ingrid Gasiunas führt ein Kosmetikinstitut in Murnau. Seit einigen Jahren arbeitet sie ausschließlich mit Aloe vera. Ihre Kunden teilen Ingrid Gasiunas' ganzheitliche Philosophie: Schönheit kommt von innen, und die Haut spiegelt den inneren Zustand des Körpers wider.

MEIN WEG ZU ALOE VERA

Wie sind Sie als Kosmetikerin auf die Aloe vera gestoßen?

Aus ganz persönlichen Gründen: Mit zwölf bekam ich plötzlich Vitiligo, eine Pigmentbildungsstörung. Außerdem ist meine Gesichtshaut äußerst empfindlich.

Und da hat Aloe geholfen?

Ich entdeckte die Aloe vera während einer Fortbildung. Schnell erkannte ich, dass sie das war, nach dem ich gesucht hatte: ein Mittel, das sich sowohl zur Heilung von innen als auch von außen eignete. Und zwar in Form des natürlichen, reinen Frischblatts, das ich heute ausschließlich verwende.

Wenden Sie die Aloe auch selbst an?

Natürlich. Ich behandle meine Haut inzwischen schon drei Jahre täglich mit einem Frischblatt, und die Flecken der Vitiligo sind um mehr als die Hälfte verschwunden. Außerdem nehme ich täglich Aloe-vera-Saft ein. Ich bin überzeugt davon, dass Aloe-vera-Saft bei allen Hautproblemen hilfreich ist.

Und was sagen Ihre Kunden dazu?

Dass ich mit konsequenter Aloe-vera-Frischblatt-Kosmetik auf die richtige Karte gesetzt habe, erlebe ich jeden Tag aufs Neue. Die Haut meiner Klienten regeneriert sich wieder, Hautprobleme verschwinden, und Hauterkrankungen lösen sich in nichts auf. Meiner Meinung nach gibt es für die Haut nichts Besseres.

Die Pflege der Haut

Normal, fettig, trocken oder reif? Die Aloe vera wirkt ausgleichend und harmonisierend auf alle Hauttypen. Und sie macht keinen Unterschied zwischen Tages- und Nachtpflege oder zwischen Frauen- und Männerhaut.
Aloe vera ist ein Adaptogen und wirkt als solches ausgleichend. Im Klartext bedeutet dies: Trockene Haut wird durch sie feucht, fettige Haut geschmeidig. Durch die Zugabe eines bestimmten Öls können Sie bei der Behandlung Ihres spezifischen Hautproblems zudem einen gesonderten Akzent setzen.
Doch gleich, ob es sich ums Gesicht, die empfindliche Partie um die Augen oder um den Köper handelt – immer gehen Sie dabei nach folgendem, klaren Muster vor: Beträufeln Sie ein Frischblatt-Stück mit ein paar Tropfen Öl und massieren Sie mit der Gelseite mehrmals sanft über die »Problemzone«.

TIPP

MÄNNERHAUT

Auch Männerhaut lässt sich mit einem Frischblatt und Öl behandeln. Besonders nach der Rasur tut eine Gel-Massage gut, denn sie wirkt beruhigend und durchblutungsfördernd. Verzichten Sie in diesem Fall auf den Zusatz von ätherischen Ölen als Duftstoff.

Gesicht, Hals und Dekolleté

Damit die Wirkstoffe der Aloe ungehindert in die Haut eindringen können, reinigen Sie diese vor der Behandlung mit Wasser und einer alkoholfreien Reinigungsmilch. Aloe vera und Alkohol vertragen sich nämlich nicht, da der Alkohol die Struktur der Aloe-Polysaccharide auflöst, die als Transportmoleküle dienen.

Reinigung und Grundpflege

1. Wenn Sie Reinigungsmilch selbst herstellen wollen, mischen Sie 200 Milliliter Aloe-vera-Gel mit 80 Milliliter Weizenkeimöl und einem Tropfen ätherischem Zitronenöl. Tragen Sie die Milch auf die Haut auf und nehmen Sie sie mit reichlich lauwarmem Wasser oder einem Kosmetiktuch wieder ab.
2. Nun führen Sie ein Aloe-vera-Blattstück mit sanften Strichen über Gesicht, Hals und Dekolleté. Sofort bildet sich eine Gelschicht, die ein leichtes Spannungsgefühl erzeugt und einen Schutzfilm herstellt.
3. Geben Sie drei bis fünf Tropfen des gewählten Öls auf die behandelte Haut, damit die aktiven Wirkstoffe der Aloe tief durch alle Hautschichten dringen können.

4. Lassen Sie die Mischung drei bis fünf Minuten einwirken. Wollen Sie dabei ruhen, decken Sie sich zu. Denn der Aloe-Film kühlt die Haut – Sie könnten frösteln.

5. Im Anschluss geben Sie nochmals etwa fünf Tropfen Öl auf Ihre Hände und fetten damit Gesicht, Hals und Dekolleté nach. Schon jetzt spüren Sie, wie die Haut sich frischer anfühlt und freier zu atmen scheint. Das einziehende Öl hat eine nährende und schützende Wirkung – die Haut fühlt sich richtig »satt« an.

Pflegen Sie Ihre Haut auf diese Weise morgens und abends. Bei Problemhaut, Entzündungen und zu Ekzemen neigender Haut sollten Sie die Anwendung dreimal am Tag wiederholen (nur beim ersten Mal reinigen). Zusätzlich empfiehlt es sich dann, zweimal täglich je 20 Milliliter Aloe-Saft einzunehmen, um den Heilungsprozess auch von innen zu unterstützen, bis sich die Haut gebessert hat.

Gesichtswasser

Nach der Reinigung klären Sie die Haut mit einem erfrischenden Gesichtswasser. Alternativ können Sie auch stilles Wasser oder puren Aloe-vera-Saft verwenden.

1. Mischen Sie drei Tropfen spagyrische Aloe-Essenz in eine halbe Tasse stilles Mineralwasser und füllen Sie alles in ein sauberes Schraubglas.

2. Geben Sie etwas von der Mischung auf ein Wattepad und tupfen Sie damit Gesicht, Hals und Dekolleté ab.

Einfaches Heilerde-Peeling

Ergänzen Sie Ihre Tagespflege einmal pro Woche durch ein sanftes Peeling.

1. Mischen Sie einen Esslöffel Heilerde mit 20 Milliliter Aloe-vera-Saft und tragen Sie die Masse vorsichtig reibend auf Gesicht und Hals auf.

2. Lassen Sie das Ganze zehn Minuten einwirken, ehe Sie alles mit reichlich lauwarmem Wasser wieder abspülen.

Öl-Heilerde-Peeling

Sie können das einfache Peeling zusätzlich mit Öl anrühren. Allerdings muss dann der Brei etwas flüssiger und öliger sein, damit er sich gut auftragen lässt und die Haut geschmeidig wird.

1. Auf 20 Milliliter schwarzes Sesamöl geben Sie einen gehäuften Teelöffel Heilerde und massieren die Mischung in die Gesichtshaut ein.

2. Nach zehn Minuten spülen Sie alles mit lauwarmem Wasser ab.

› Dank Aloe und Öl wird trockene und schuppige Haut wieder frisch und glatt.

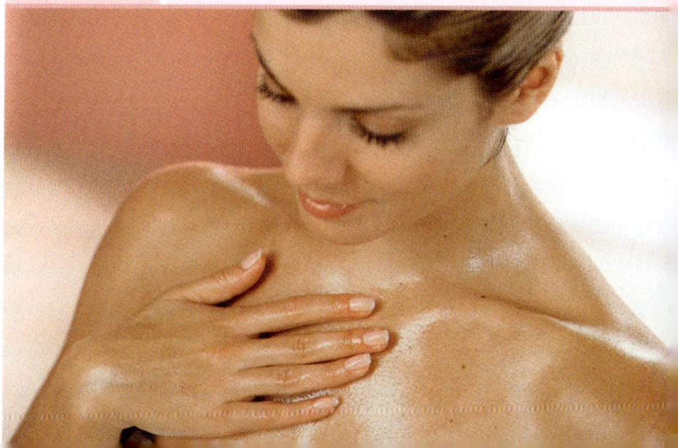

Peeling aus Aloe-Essenz

Alternativ können Sie für Ihr Peeling auch die spagyrische Aloe-Essenz verwenden:

1. Fünf Tropfen der Essenz auf 20 Milliliter Wasser geben. Einen Esslöffel Heilerde einrühren und das Gemisch auf Gesicht und Hals auftragen.

2. Zehn Minuten einwirken lassen und die »Maske« mit reichlich lauwarmem Wasser wieder abnehmen.

Gesichtsmaske

Einmal im Monat sollten Sie Ihre Haut mit einer Gesichtsmaske verwöhnen.

INFO

ÖL GEGEN AKNE?

Auch wenn Sie fettige Haut haben oder unter Akne leiden, können Sie Öle anwenden. Der »Teufelskreis« bei der herkömmlichen Akne-Behandlung besteht oftmals sogar gerade darin, dass mit »scharfen« Mitteln wie Isopropylalkohol oder Antibiotika der Säureschutzmantel der Haut zerstört wird. Weil die Haut deswegen ungeschützt ist, beginnen die Fettzellen übermäßig viel Fett zu produzieren. Führen Sie der Haut hingegen natürliches und nährendes Fett zu, stellen die fettproduzierenden Drüsen ihre Tätigkeit ein und die Akne geht zurück.

1. Suchen Sie in der Tabelle auf Seite 109 das geeignete Öl. Avellanaöl ist zum Beispiel bei reifer Haut ein hervorragendes Anti-Falten-Mittel.

2. Geben Sie einige Tropfen des Öls auf Ihre Handinnenflächen und massieren Sie es behutsam auf die Gesichtshaut.

3. Anschließend reiben Sie mit dem Gel-Filet-Stück mehrmals kräftig über Ihr Gesicht und streichen das Gel dabei dick auf.

4. Nun machen Sie es sich bequem: Legen Sie sich entspannt und in eine Decke gekuschelt 20 Minuten aufs Sofa. Wenn Sie leicht frieren, gleicht ein Heizkissen im Rücken oder an den Füßen die Kühlung aus, die die Aloe-vera-Maske auf Ihrem Gesicht erzeugt. Wundern Sie sich nicht, wenn Ihre Haut prickelt und leicht brennt, während die Maske einwirkt. Dies ist ein Hinweis auf die Aktivität der Aloe-Wirkstoffe und vergeht. Auch leichte Rötungen sollten Sie nicht beunruhigen. Spätestens nach einer Stunde hat sich die Haut wieder beruhigt. Das Prickeln ist keine allergische Reaktion, sondern spiegelt die Lebendigkeit wider, mit der die Aloe Ihre Haut erfrischt. Wichtig: Die Maske muss nicht mit Wasser abgenommen werden, es sei denn, Sie verwenden Sanddorn- oder Hagebuttenöl, die stark färben.

5. Zum Abschluss verteilen Sie mit kreisenden Bewegungen noch einmal etwas Öl auf der Haut. Spüren Sie, wie empfänglich und durchlässig sie geworden ist und wie atmungsaktiv die Poren arbeiten.

Die Augenpartie

Auch für die zarte Haut um die Augen ist die Frischblattanwendung geeignet.

1. Träufeln Sie jeweils zwei bis drei Tropfen Avellanaöl auf zwei Gelstücke.
2. Legen Sie diese auf die geschlossen Lider und lassen Sie alles etwa drei Minuten einwirken. Klopfen Sie Reste mit dem Mittelfinger sanft in die Haut ein.

Augenringe

Auf die gleiche Weise können Sie auch dunkle Augenringe behandeln. Wenn Sie die Gelstückchen nach der Einwirkzeit entfernen, reiben Sie gleich noch Ihre »Krähenfüße« damit ein. So werden die Fältchen von innen aufgepolstert und sind weniger stark sichtbar.
Anstelle des Frischblatt-Gels können Sie auch etwas puren Aloe-vera-Saft oder das Gesichtswasser von Seite 113 auf zwei Wattepads geben und diese zwei Minuten auf die geschlossenen Lider oder den Bereich unterhalb der Augen legen.

Kopfhaut und Haare

Ein Shampoo selbst herzustellen ist sehr aufwändig. Zudem sind im Handel wirklich gute Aloe-Shampoos erhältlich. Wenn Sie zu Ekzemen an der Kopfhaut, Haarausfall oder Schuppenbildung neigen, kann jedoch eine selbst gemachte Aloe-vera-Haarpackung helfen.

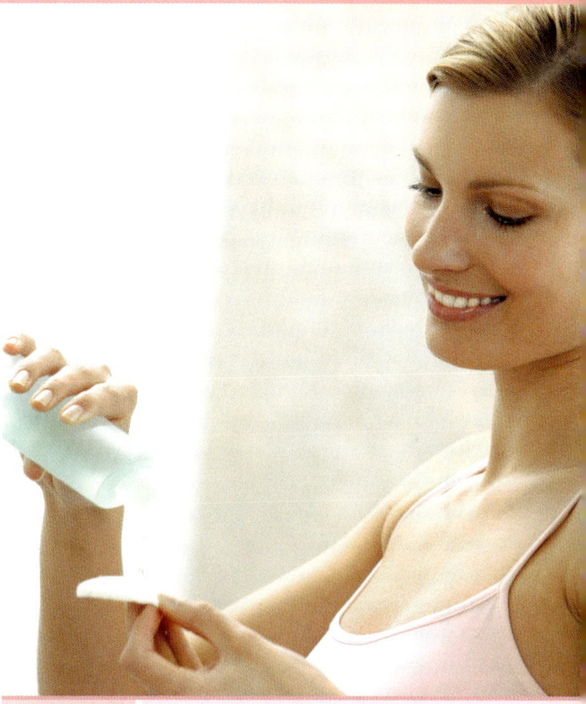

› Aloe-Kosmetik macht Ihre Haut klar und frisch und kann erste Fältchen mildern.

1. Trennen Sie das Gel einer Frischblatt-Scheibe heraus und geben Sie es in ein Schälchen.
2. Fügen Sie so viel naturreinen Honig hinzu, dass sich die Mischung gut mit einer Gabel vermengen lässt und Sie eine cremige Mousse erhalten.
3. Massieren Sie die Mousse in Haare und Kopfhaut ein. Lassen Sie das Ganze zehn Minuten einwirken.
4. Anschließend spülen Sie alles gründlich mit lauwarmem Wasser aus und waschen Ihre Haare mit einem pH-freundlichen Shampoo auf Naturbasis.

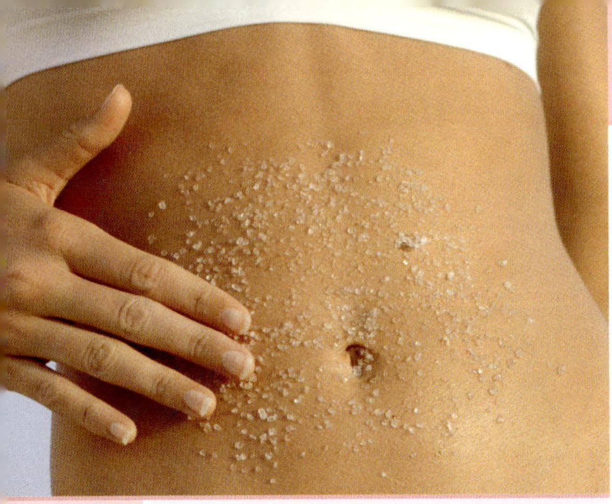

Ein straffendes Aloe-Salz-Körperpeeling lässt Problemzonen »dahinschmelzen«.

Körperpflege

Die Frischblattbehandlung eignet sich in Verbindung mit einem Öl zwar nicht nur fürs Gesicht, sondern auch für den restlichen Körper. Sie ist jedoch relativ teuer, da Sie dabei viel Gel verbrauchen. Kostengünstiger und einfacher zu handhaben ist daher eine hochwertige, fertige Aloe-vera-Körpermilch.
Wenn Sie selbst »experimentieren« wollen, versuchen Sie es am besten mit einem selbst angerührten Aloe-vera-Duschgel oder einem Körperpeeling.

Duschgel

Für ein Duschgel reichern Sie eine pH-neutrale flüssige Seife (aus der Apotheke, Drogerie oder dem Bioladen) im Verhältnis 2:1 mit Aloe-vera-Saft an (zwei Teile Seife, ein Teil Saft). Verteilen Sie das Gel erst auf der nassen Haut und duschen Sie anschließend nur mäßig warm oder – noch besser – kalt.

Peeling

Gerade bei fettreicher und zu Cellulite neigender Haut hat sich ein straffendes Körperpeeling bestens bewährt.

1. Mischen Sie ein klein gestoßenes Gel-Filet eines Frischblatt-Stücks mit Himalaja-Salz im Verhältnis 1:1 (ein Gelstück auf einen Teelöffel Salz).
2. Massieren Sie das Peeling mit kleinen kreisenden Bewegungen auf die Problemzonen und lassen Sie die Mischung fünf Minuten einwirken.
3. Spülen Sie alles mit viel lauwarmem oder kaltem Wasser ab und pflegen Sie die Haut anschließend mit Öl nach.

Übermäßiges Schwitzen

Bei übermäßiger Schweißproduktion hilft es, das Aloe-vera-Frischblatt-Gel unter die Achseln zu reiben. Dies ist jedoch nur im Sommer und in Badekleidung praktikabel (da das Gel Flecken macht) und dient eher der Erfrischung als der Heilung. In Verbindung mit der Einnahme von dreimal je 25 Milliliter Aloe-vera-Saft täglich können Sie so jedoch auf den gestörten Stoffwechsel einwirken und der übermäßigen Schweißproduktion günstig entgegenwirken. Die Einnahme sollte jedoch immer im Rahmen einer ganzheitlich-naturkundlichen Behandlung durchgeführt werden. Zur akuten Schweißvorbeugung und -eindämmung eignen sich (ganzjährig) fertige Aloe-vera-Sprays oder ein handelsübliches Aloe-vera-Tonikum.

Hand- und Fußpflege

Für die Pflege von Händen und Füßen eignet sich das reine Blatt-Gel in Verbindung mit einem Pflanzenöl.

- Bei schuppiger Haut hat sich Klettensamenöl besonders bewährt. Vitamin E und Beta-Karotin beschleunigen die Erneuerung der Hautzellen.
- Bei übermäßiger Hornhaut beträufeln Sie das Gel mit Avellanaöl.
- Bei Fuß- und Nagelpilz verwenden Sie zum Blatt-Gel Avellanaöl oder schwarzes Sesamöl.
- Wunden Füßen tut Frischblatt-Gel mit schwarzem Sesamöl gut, das mineralstoffhaltig ist und entzündete und strapazierte Haut regeneriert.

Mund- und Lippenpflege

Zur Pflege von Mund- und Rachenraum lutschen Sie mehrmals am Tag ein Aloe-vera-Gel-Stückchen, das Sie anschließend hinunterschlucken. Dadurch erneuert sich die Mundschleimhaut, Bakterien werden bekämpft, Zahnfleischbluten, Entzündungen und Mundgeruch lassen nach.

Lippenmaske

Fahren Sie am Abend mit einem kleinen Blattstück (ohne Öl) über die Lippen und tupfen Sie dann etwas Honig auf. Wenn Sie dies täglich tun, sind die Lippen schön voll und gut durchblutet.

Begleitende Therapie

Hautprobleme und -krankheiten gehen nicht selten mit einem fehlenden Grenzbewusstsein einher. Schließlich haben sie wie andere gesundheitliche Störungen auch eine psychische Komponente. Bach-Blüten mit ihren feinstofflichen Schwingungen können harmonisieren und die Hautpflege gut ergänzen. Geben Sie je zwei Tropfen auf ein Glas Wasser und trinken Sie dieses über den Tag verteilt.

- Verbergen Sie quälende Gedanken und innere Unruhe hinter einer fröhlichen »Fassade«, greifen Sie zu »Agrimony«.
- Können Sie nicht Nein sagen? »Centaury« stärkt den eigenen Willen.
- »Holly« hilft, wenn Sie unter Eifersucht, Misstrauen, Hass und Neid leiden.
- Wenn Sie sich leicht verunsichern lassen, beeinflussbar sind und sich selbst treu bleiben möchten, hilft »Walnut«.

INFO

WIE GUT IST IHRE CREME?

Eine hochwertige Creme zeichnet sich dadurch aus, dass ihre Inhaltsstoffe aus Fetten bestehen, die schnell und tief in die Haut eindringen. Bleibt eine Creme im Gegensatz dazu auf der Hautoberfläche, spricht dies gegen ihre Qualität.

MIT ALOE VERA DURCH DAS JAHR

Sie können die Aloe vera nicht nur bei akuten Beschwerden oder zur täglichen Hautpflege einsetzen, sondern mit ihr auch ganz gezielt Ihren individuellen jahreszeitlichen »Schwachpunkten« entgegenwirken. Denn die Inhaltsstoffe der Heilpflanze haben sich beispielsweise gegen die weit verbreitete Frühjahrsmüdigkeit ebenso gut bewährt wie zur Stärkung des Immunsystems in der kälteren Jahreszeit.

DAS FRÜHJAHR

Wenn sich ab März der Winter allmählich verabschiedet, beginnt für viele Menschen die schönste Jahreszeit: das Frühjahr. Leider bringen die folgenden Monate aber auch Beschwerden mit sich, wie Frühjahrsmüdigkeit oder Heuschnupfen.

Frühjahrsmüdigkeit

Müdigkeit und Antriebslosigkeit sind häufig Folgen einer Unterversorgung des Organismus – insbesondere des Gehirns – mit Nährstoffen und Sauerstoff. Schließlich gehen wir im Winter seltener an die frische Luft, und unsere Nahrung ist weniger vitamin- und nährstoffhaltig. Obst und Gemüse, das von weither eingeflogen werden muss, ist ärmer an den lebensnotwendigen Vitaminen und Mineralstoffen. Denn es wird geernet, ehe es ganz reif ist. Die Folge: Der Körper ist unterversorgt und die Körperzellen können nicht mehr optimal arbeiten, was sich jetzt in Form von Müdigkeit äußern kann. Um diesem Zustand abzuhelfen, empfiehlt es sich, ab Februar dreimal täglich 20 Milliliter Aloe-vera-Saft einzunehmen.

Entschlackende Kur

Das Frühjahr ist die ideale Jahreszeit, den Körper gründlich zu entschlacken. Die so genannten Schlackenstoffe entstehen aus dem Zellstoffwechsel: Jede Körperzelle braucht Sauerstoff und Nährstoffe aus dem Blut, um die Spannung ihrer Zellmembran aufrechtzuerhalten und ihre spezifische Aufgabe im Körper zu erfüllen. Mithilfe von Enzymen und Sauerstoff verbrennen die Zellen die Nährstoffe und gewinnen auf diese Weise Energie für ihre Arbeit. Bei diesem Verbrennungsprozess entstehen so genannte Schlackenstoffe, die durch das Lymphsystem und das venöse System zur Leber abtransportiert werden. Dort werden sie abgebaut und anschließend über die Nieren ausgeschieden. Dieser gesamte Vorgang – von der Versorgung der Körperzellen bis zur Entsorgung der Schlackenstoffe – wird Stoffwechsel genannt.

Im Winter arbeitet der Stoffwechsel langsamer, so dass vermehrt Schlackenstoffe anfallen, die nicht abtransportiert, sondern im Gewebe abgelagert werden. Um das Defizit auszugleichen, nehmen Sie daher jetzt vier Wochen lang dreimal täglich jeweils 30 Milliliter Aloe-vera-Saft ein. Kreislaufunterstützende Maßnahmen wie warm-kalte Wechselduschen kurbeln den Stoffwechsel zusätzlich an und straffen Haut und Bindegewebe. Eine tägliche Gesichts- und Dekolletémassage mit einem Aloe-vera-Frischblatt hält Ihre Haut elastisch und geschmeidig. Und vergessen Sie nicht, Ihre Entschlackungskur durch eine ausgewogene Ernährung zu unterstützen.

Heuschnupfen und Asthmaanfälle

Für viele Allergiker ist das Frühjahr gleichbedeutend mit tränenden Augen, wässriger Nase und Atembeschwerden. Um die Auswirkungen von Heuschnupfen und Asthmaanfällen zu mindern, beugen Sie am besten bereits ab Dezember vor, indem Sie dreimal täglich jeweils 20 Milliliter Aloe-Saft trinken.

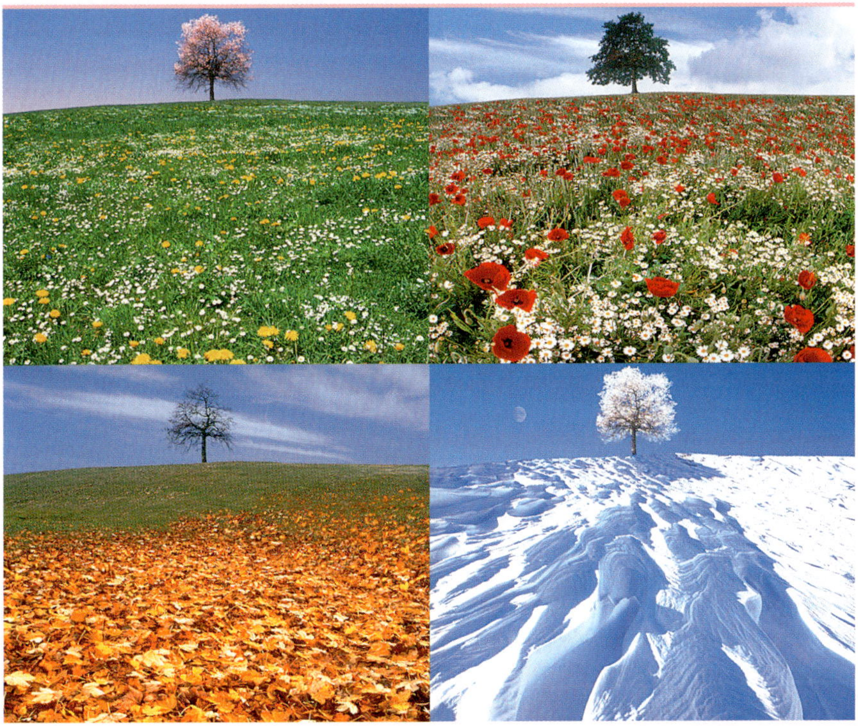

DER SOMMER

Juni, Juli und August sind die Monate, in denen wir uns so oft wie möglich im Freien aufhalten. Ob beim Spazierengehen, Radfahren, Wandern oder Schwimmen – wir sind vermehrt der Sonneneinwirkung ausgesetzt. Darunter leidet vor allem die Haut.

UV-Strahlen

Pflegen Sie Ihre Haut vor und nach dem »Sonnenbad« mit Aloe-vera-Gel, um sie vor dem Austrocknen zu schützen. Aloe ist auch ideal, um einem Sonnenbrand vorzubeugen oder ihn zu behandeln. So schützt beispielsweise eine hochwertige Aloe-Sonnencreme zuverlässig vor UV-Strahlen. Das frische Blattgel liefert der Haut vor und nach Sonneneinstrahlung viel Feuchtigkeit und wirkt bei Rötungen und Verbrennungen beruhigend und regenerierend. Auch wenn Sie unter einer Sonnenallergie leiden, können Sie sich mit Frischblatt-Gel schützen. Zusätzlich sollten Sonnenallergiker ab März über mehrere Monate dreimal täglich je 20 Milliliter Aloe-Saft einnehmen, um den Stoffwechsel zu regulieren und die Allergieneigung zu verringern.

Mücken und Co.

Gegen Insektenstiche hilft ein im Handel erhältliches Aloe-vera-Gel oder das Gel aus dem Frischblatt zuverlässig. Tragen Sie es unmittelbar, nachdem Sie gestochen wurden, dünn auf die Haut auf. Das lindert den Juckreiz und beugt allergischen Reaktionen, Schwellungen und Entzündungen vor.

Sommergrippe

Wer ein anfälliges Immunsystem hat und zu Magen-Darm-Infekten neigt, sollte im Sommer vorbeugend zweimal täglich 20 Milliliter Aloe-vera-Saft einnehmen. Das hilft, eine Sommergrippe mit Magenbeschwerden und Durchfall zu vermeiden.

Schwere Beine

Wenn Sie ein schwaches Bindegewebe und schwache Venen haben, fühlen sich Ihre Beine in den Sommermonaten wahrscheinlich öfter einmal gespannt und schwer an oder es sammelt sich Wasser in den Füßen. Aloe-vera-Gel – dünn auf Beine und Füße aufgetragen – kühlt und unterstützt die Durchblutung. Gleichzeitig lohnt es sich, täglich Aloe-vera-Saft einzunehmen (zweimal je 25 Milliliter), um einer Verschlechterung des Bindegewebes und der Durchblutung vorzubeugen.

Pilzinfektionen

Die Sommerzeit ist auch die Zeit für Pilzinfektionen – vor allem, wenn Sie häufig ins Schwimmbad gehen. Um das Immunsystem vorbeugend zu stärken, nehmen Sie dreimal täglich 15 Milliliter Aloe-vera-Saft ein. Zur Behandlung von Pilzen tragen Sie das Gel eines Frischblatts dünn auf die entsprechende Partie auf oder betupfen diese mehrmals täglich mit einem in Aloe-vera-Saft getränkten Wattepad.

DER HERBST

Heftige Temperaturschwankungen in September, Oktober und November bringen eine steigende Erkältungsgefahr mit sich.

Gelenkschmerzen

Das feuchte Wetter macht zudem gerade jenen zu schaffen, die unter Gelenkerkrankungen leiden. Da diese Beschwerden in der Regel mit einer Übersäuerung des Blutes einhergehen, können Sie mit Aloe vera, deren Inhaltsstoffe die Basenbildung im Körper fördern, den Körper gut entsäuern (dreimal täglich 20 Milliliter). Gleichzeitig müssen Sie auf eine ausgewogene Ernährung und gesunde Lebensweise achten. Denn falsches Essverhalten (zu viel, zu fett, zu hastig) und eine unausgewogene Nahrungszufuhr sowie psychische Anspannung (Stress, Ängste und Schlafstörungen) begünstigen eine Übersäuerung ebenfalls. Die Folge: Das Säure-Basen-Gleichgewicht unseres Körpers gerät aus der Balance.

Stärkung der Immunabwehr

Die feuchte Jahreszeit bietet sich förmlich an, die Immunkräfte zu stärken. Nehmen Sie dazu kurweise über mehrere Wochen dreimal täglich jeweils 20 Milliliter Aloe-vera-Saft ein. Wenn Sie Gelenkbeschwerden haben, zu empfindlichen Schleimhäuten oder Blasenentzündung neigen, verabreichen Sie sich den ganzen Herbst und Winter über zweimal am Tag 20 Milliliter davon.

DER WINTER

In der kalten Jahreszeit ist unser Immunsystem besonders gefordert: Erkältung, Grippe, Husten, Schnupfen, Halsschmerzen, Ohrenschmerzen, Mundschleimhautentzündung und Herpes-Infekte setzen dem Körper in geballtem Maße zu. Wie Sie die einzelnen Krankheitsbilder behandeln, erfahren Sie ab Seite 60.

Infektionen vorbeugen

Wenn Sie empfänglich für Infekte sind, wenn Ihre Schleimhäute durch trockene Heizungsluft gereizt sind oder wenn Sie zu trockener und rauer Haut neigen, beginnen Sie am besten bereits im Oktober mit der Einnahme von Aloe-vera-Saft: zweimal 20 Milliliter täglich. Verwöhnen Sie Ihre Haut darüber hinaus mit hochwertigen Aloe-vera-Kosmetikprodukten.

Nährstoffmangel ausgleichen

Da es im Winter kaum frische Saisonprodukte auf dem Obst- und Gemüsemarkt gibt, fehlen dem Körper häufig lebenswichtige Vitamine und Mineralstoffe. Deshalb empfiehlt sich den ganzen Winter über eine Nahrungsergänzung durch Aloe-vera-Saft – am besten dreimal täglich jeweils 20 Milliliter.

Zum Nachschlagen

Bücher, die weiterhelfen

- **Brandl, Almut:** *Homöopathie pocket;* Bruckmeier Verlag, Grünwald
- **Hagers** *Handbuch der Pharmazeutischen Praxis;* Springer Verlag, Berlin/Heidelberg
- **Kammerer, Susanne/Schilcher, Heinz:** *Leitfaden Phytotherapie;* Urban & Fischer, München
- **Liebau, Karl F.:** *Handbuch für die Naturheilkunde;* Pflaum, München
- **Neumayer, Petra:** *Aloe vera, das Elixier des Lebens;* Michaelis-Verlag, Peiting
- **Pschyrembel:** *Klinisches Wörterbuch;* de Gruyter, Berlin
- **Schutt, Karin:** *Aromatherapie;* Falken-Verlag, Niedernhausen
- **Wirth, Wolfgang:** *Mit Aloe heilen;* Ennsthaler Verlag, Steyr

Bücher aus dem Gräfe und Unzer Verlag, München

- **Buchtala, Elisabeth/Pahlow, Mannfried:** *Homöopathie*
- **Frohn, Birgit:** *Anti-Aging*
- **Grillparzer, Marion:** *Mini-Trampolin*
- **Grünwald, Jörg/Jänicke, Christof:** *Grüne Apotheke*
- **Heepen, Günther:** *Schüßler-Salze*
- **Hör-Bogacz, Elisabeth:** *Blitzschnelle Beauty-Tipps*
- **Hoffbauer, Gabi/Schleip,Thilo:** *Reizdarm – was wirklich dahinter steckt*
- **Johnen, Wilhelm:** *Muskelentspannung nach Jacobson*
- **Langen, Dietrich:** *Autogenes Training*
- **Lang-Reeves/Villinger, Thomas:** *Beckenboden. Das Training für mehr Energie*
- **Mertens, Wilhelm/Oberlack, Helmut:** *Qigong*
- **Pfeiffer, Dr. med. Amrei:** *Magen und Darm natürlich behandeln*
- **Pfennighaus, Dr. Dietmar:** *Einfach entspannen*
- **Pitroff, Uschka/Niemann, Christina/Regelin, Petra:** *Wellness. Die besten Ideen und Rezepte für die Wohlfühloase zu Hause*
- **Schmidt, Sigrid:** *Bach-Blüten für innere Harmonie*
- **Strunz, Dr. med. Ulrich/Jopp, Andreas:** *Topfit mit Vitaminen. Die Vitamin-Revolution*
- **Stumpf, Werner:** *Homöopathie*
- **Tempelhof, Dr. med. Siegbert:** *Gesunde Gelenke – schmerzfrei und beweglich*
- **Trökes, Anna:** *Yoga. Mehr Energie und Ruhe*

Adressen, die weiterhelfen

Deutsche Gesellschaft für Ernährung e. V.
Godesberger Allee 18
53175 Bonn
www.dge.de
Allgemeine Ernährungsempfehlungen

Heilpflanzen-Institut e. V.
Margot Esser
Grandlweg 3
82418 Seehausen
www.heilpflanzen-institut.de
Hier erhalten Sie Auskunft über Ärzte und Heilpraktiker, die mit Aloe vera arbeiten.

PHARMOS NATUR
Kosmetik, Lebens- und Heilmittel GmbH
Hechenrainerstr. 14
82449 Uffing am Staffelsee
www.pharmos.de
Hier können Sie Aloe-vera-Saft, -Frischblatt und -Kosmetik beziehen. Außerdem erhalten Sie über diese Firma Klettensamenöl, schwarzes Sesamöl und Avellanaöl.

PURA VITA Naturwaren
Hildegard Schmid
Schmautzer-Büchl-Weg 19 a
82266 Inning am Ammersee
www.puravita.de
Vertrieb von Aloe-vera-Kosmetik, -Frischblatt und -Topfpflanzen

SANTA VERDE
Gesellschaft für Naturprodukte GmbH
Klärchenstrasse 11
22299 Hamburg
www.santaverde.de
Neben Aloe-vera-Saft, -Kosmetik und -Topfpflanzen erhalten Sie über diese Firma hochwertige Aloe-Kapseln.

Lisa Perwein
Senselerstr. 17
A-6111 Volders/Tirol
E-Mail: santaverde@izone.at
Hier erhalten Sie alle Santa-Verde-Produkte.

Planta Naturstoffe GmbH
Erlgasse 48
A-1120 Wien
www.planta.at
Österreichische Bezugsquelle der Pharmos-Natur-Produkte

Biorex AG
Kappelerstr. 55
CH-9642 Ebnat-Kappel
E-Mail: biorex@biorex.ch
Bezugsquelle für Santa-Verde-Produkte

Veravita & Beauty Fit
Äußere Bahnhofstr. 1
CH-8854 Siebnen
www.veravita.ch
Angebot der Pharmos-Natur-Produkte

Internetlinks, die weiterhelfen

www.evahelle.de
Kontakt zur Autorin

www.iasc.org/articles.html
Eine große Auswahl an wissenschaftlichen Artikeln. Auflistung des »International Aloe Science Council« von weltweit durchgeführten Laborforschungen zu Aloe vera.

www.arznei-telegramm.de
Unabhängiger Informationsdienst über Nutzen und Risiken von Arzneimitteln für Ärzte, Apotheker und andere Heilberufe.

www.herbmed.org
Hier finden Sie weitere Literatur zur Aloe vera.

Sachregister

Impressum

Wichtiger Hinweis

Die Gedanken, Methoden und Anregungen in diesem Buch stellen die Meinung bzw. Erfahrung der Verfasserin dar. Sie wurden von der Autorin nach bestem Wissen erstellt und mit größtmöglicher Sorgfalt geprüft. Sie bieten jedoch keinen Ersatz für persönlichen, kompetenten medizinischen Rat. Jede Leserin, jeder Leser ist für das eigene Tun und Lassen auch weiterhin selbst verantwortlich. Weder Autorin noch Verlag können für eventuelle Nachteile oder Schäden, die aus den im Buch gegebenen praktischen Hinweisen resultieren, eine Haftung übernehmen.

ISBN: 3-7742-6692-1

Auflage:	4.	3.	2.	1.
	08	07	06	2005

GRÄFE UND UNZER

Ein Unternehmen der
GANSKE VERLAGSGRUPPE

Programmleitung: Ulrich Ehrlenspiel
Redaktion: Barbara Fellenberg
Lektorat: Sylvie Hinderberger
Bildredaktion: Natascha Klebl
Fotos:
AKG: S. 10; BA Huber: S. 8; Biosun: S. 71; Beat Ernst: S. 15; Corbis: S. 31; Gettyimages: S. 56; GU: Cover, S. 2 l., 3 l., 20, 59, 74 (H. Bischof), 4 (S. Döppel), 69 (L. Lenz), 80 (C. Loster), 73 (J. Rickers), 3 r., 113 (T. Roch), 46, 87 (Studio Schmitz); Jahreszeiten Verlag: S. 44; IFA Bilderteam: S. 6, 22, 61, 63, 94, 104, 119; Jump: S. 29, 36 (K.Vey), 39 (A. Falck), 52, 66 (K.Vey), 96 (A. Falck), 99 (K.Vey), 102 (A. Falck), 106 (K.Vey), 115 (K.Vey), 116 + U4 re. (K.Vey), 128 (A. Falck), 129 o. (A. Falck); Laif: S. 1, 2 r., 13 + U4 li.; Medical Art Service: S. 105; Santa Verde: S. 12, 18, 24, 129 u.; StockFood: S. 49; Wildlife: S. 40; Zefa: S. 77, 90.

Layout: independent Medien-Design, Claudia Ehrl
Herstellung: Petra Roth
Satz: Christopher Hammond, München
Lithos: Repro Ludwig, Zell am See
Druck: Appl, Wemding
Bindung: Sellier, Freising

Dank

Die Autorin dankt Dr. med. Gerd Mayer, München, für die kompetente fachliche Unterstützung.

Die GU-Homepage finden Sie unter www.gu-online.de

DAS ORIGINAL GU MIT GARANTIE

DAS ORIGINAL MIT GARANTIE

Ihre Meinung ist uns wichtig. Deshalb möchten wir Ihre Kritik, gerne aber auch Ihr Lob erfahren. Um als führender Ratgeberverlag für Sie noch besser zu werden. Darum: Schreiben Sie uns! Wir freuen uns auf Ihre Post und wünschen Ihnen viel Spaß mit Ihrem GU-Ratgeber.

Unsere Garantie: Sollte ein GU-Ratgeber einmal einen Fehler enthalten, schicken Sie uns das Buch mit einem kleinen Hinweis und der Quittung innerhalb von sechs Monaten nach dem Kauf zurück. Wir tauschen Ihnen den GU-Ratgeber gegen einen anderen zum gleichen oder einem ähnlichen Thema um.

GRÄFE UND UNZER VERLAG
Redaktion Körper & Seele
Postfach 86 03 25
81630 München
Fax: 089/41981-113
E-Mail: leserservice@graefe-und-unzer.de

Umwelthinweis

Dieses Buch wurde auf chlorfrei gebleichtem Papier gedruckt. Um Rohstoffe zu sparen, haben wir auf Folienverpackung verzichtet.

Das Wichtigste auf einen Blick

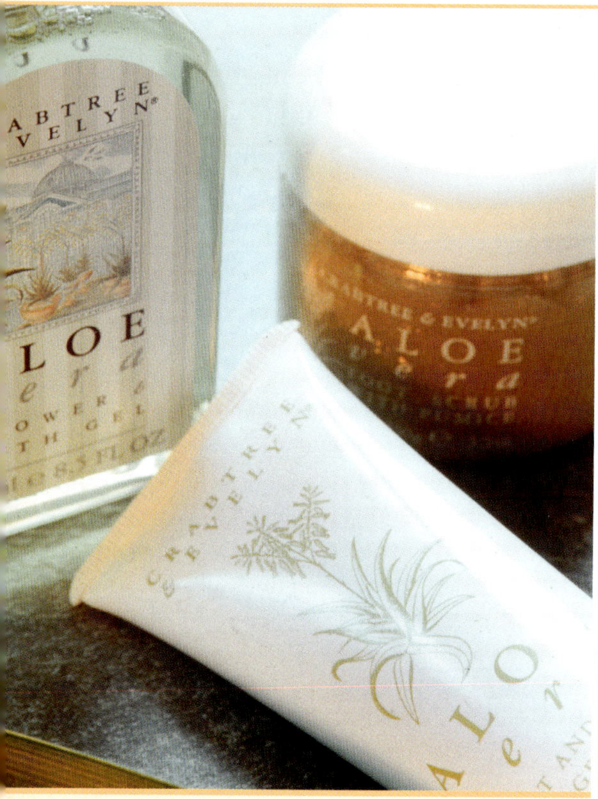

GESUNDE KOST

Aloe vera enthält viele Vitalstoffe, die Ihnen helfen, gesund, fit und leistungsfähig zu bleiben. Sie ist deshalb ein hervorragendes Nahrungsergänzungsmittel, das Sie zusätzlich zu Ihrer gesunden Ernährung mit Vitaminen, Mineralstoffen und anderen wichtigen Nährstoffen versorgt.

Frischblatt-Gel

Aloe-vera-Frischblatt-Gel, bei dem durch Handfiletierung der in der Schale befindliche Bitterstoff Aloin entfernt wurde, ist für die Pflege sowie die Regeneration von Haut und Schleimhäuten unübertroffen. Innerlich angewandt trägt es zur Stärkung des Immunsystems bei und hilft, die Stoffwechsellage zu harmonisieren.

QUALITÄTSKONTROLLE

Beim Kauf eines Aloe-vera-Produkts – egal, ob es sich um Gel, Saft, ein Sonnenschutzmittel oder Kosmetik handelt – ist es wichtig, sorgfältig die Angaben auf dem Etikett zu lesen. Denn nicht immer halten die Produkte, was sie auf den ersten Blick versprechen. Achten Sie vor allem auf das Siegel »Aus kontrolliert biologischem Anbau« und der Angabe einer entsprechenden Kontrollnummer. Dies sind die einzigen Gütesiegel, denen Sie vertrauen können.